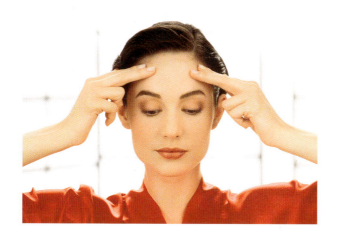

MATTHIAS LESCH
GABRIELE FÖRDER

Kinesiologie
Aus dem Streß in die Balance

- ➤ Stressoren finden und beseitigen
- ➤ Energieniveau anheben mit wirksamen Übungen
- ➤ In wenigen Minuten streßfrei und befreit

GU RATGEBER GESUNDHEIT

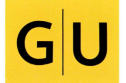

Inhalt

Ein Wort zuvor	5

Bausteine der Kinesiologie — 7

Was ist Kinesiologie? — 8

Die Geschichte der Kinesiologie	8

Streß – Lebensenergie – Gesundheit — 10

Der alltägliche Streß und seine Folgen	11
Der Fluß der Lebensenergie	24
Gesundheit aus kinesiologischer Sicht	29

Was kann die Kinesiologie? — 34

Kinesiologie in der therapeutischen Praxis	35
Kinesiologie zur Selbsthilfe	35
Das Besondere der Kinesiologie	36

PRAXIS

Kinesiologische Testmethoden — 38

Streß schwächt unsere Muskeln	38

Der Muskeltest	39
Der Schaukeltest	47

Bewegung ist Leben — 51

Der strukturelle Bereich — 52

Beschwerden, die jeder kennt	52
Ungleichgewicht im Bewegungsapparat	55

PRAXIS

Den Bewegungsapparat ausgleichen — 57

Die Überkreuzbewegung	57
Möglichkeiten körperlicher Bewegung	63

Essen und genießen – aber richtig — 65

Der Stoffwechsel-Bereich — 66

Falsche Ernährung schwächt die Lebensenergie	66
Bausteine eines gesunden Stoffwechsels	68

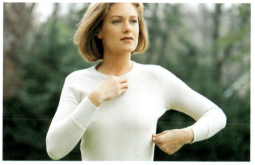

PRAXIS

Mehr Lebensenergie durch gesunde Ernährung 71
Die Zusammensetzung Ihrer Ernährung 71
Wichtig ist, was Sie trinken 72
Mit Genußmitteln richtig umgehen 72
Der Muskeltest im Stoffwechsel-Bereich 74
Den Stoffwechsel ins Gleichgewicht bringen 79

Positiv denken und fühlen 83

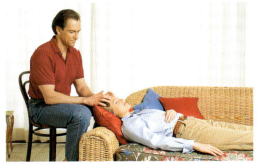

Der psychische Bereich 84
Der Einfluß von Gedanken und Gefühlen 84
Alte Denkmuster als Stressoren 85
Emotionalen Streß erkennen 86

PRAXIS

Die Psyche ins Gleichgewicht bringen 88
Emotionalen Streß abbauen 88

Individuelle Eigenbalance 102

Das tägliche 10-Minuten-Programm 103
Zur Vorbereitung 103
Emotionaler Streßabbau 104
Ohren »anschalten« 104
Überkreuzbewegung mit Summen 105
Thymusdrüse klopfen 106

Zum Nachschlagen 108
Bücher, die weiterhelfen 108
Adressen, die weiterhelfen 109
Sachregister 110

»Der Mensch besitzt ein Potential zur Wiederherstellung durch die ihm innewohnende innere Intelligenz des Organismus. Diese Regenerationsfähigkeit, mit der er ausgestattet ist, wartet nur auf unsere Hand, unser Herz und unseren Geist, um zur Entfaltung zu kommen, und erlaubt die Wiederherstellung der Gesundheit, die im Menschen natürlicherweise angelegt ist.«

Dr. George Goodheart (Begründer der Kinesiologie)

Wichtiger Hinweis

Sie finden in diesem Buch Übungen, mit deren Hilfe Sie Körper, Seele und Geist ins Gleichgewicht bringen können. Sie dienen vor allem dazu, Krankheiten vorzubeugen und Ihr Allgemeinbefinden zu verbessern. Die Übungen können auch bei leichteren, streßbedingten Beschwerden (Rückenschmerzen, Verdauungsstörungen, emotionaler Streß) eine Hilfe sein. Sie ersetzen aber nicht eine Behandlung von gesundheitlichen Störungen durch den Arzt oder kinesiologischen Therapeuten.

Falls Sie mit den hier beschriebenen Übungen und Testmethoden alleine nicht zurecht kommen, ist es sinnvoll, einen kinesiologischen Therapeuten aufzusuchen. Der professionelle Behandler kann Ihnen helfen, den Weg zu finden, den Sie gehen müssen, um Ihr Potential zu entfalten (Adressen Seite 109).

Ein Wort zuvor

Kinesiologie (von der griechischen Vorsilbe »kin«-, was Bewegung bedeutet) ist die »Lehre von der Bewegung«. Sie ist eine Selbsthilfemethode, mit der Sie Ihr Allgemeinbefinden wesentlich verbessern können. Denn die Kinesiologie hilft Ihnen dabei, den ganz alltäglichen Streß und seine negativen Folgen für Ihre Gesundheit in den Griff zu bekommen. Wenn Sie also beispielsweise häufiger unter Schlafstörungen leiden, Ihnen der Rücken wehtut, wenn Sie immer wieder Verstopfung haben oder oft niedergeschlagen, müde und lustlos sind, wenn Sie in Ihrem Kopf ständig dieselben Probleme wälzen, ohne eine Lösung zu finden, können Sie mit Hilfe der Kinesiologie dagegen etwas tun. Denn dann leiden Sie – wie so viele Menschen – an den negativen Auswirkungen einer übermäßigen Streßbelastung von Körper und Geist.

Selbsthilfe bei täglichen Beschwerden

Mit diesem Buch möchten wir Ihnen die Hilfestellung geben, die Sie vielleicht benötigen, um körperlich und seelisch ins Gleichgewicht zu kommen. Mit den aus der Kinesiologie ausgewählten Selbsthilfemaßnahmen haben Sie ein einfaches, ganzheitliches Instrumentarium zur Verfügung, das Ihnen helfen kann, Gesundheit zu erreichen und Ihre Potentiale zu entfalten: Sie können aus dem Streß in die Balance finden. Das Buch kann aber nicht mehr als ein Hilfsmittel sein. Bedenken Sie, daß die Verantwortung für Ihre Gesundheit und die Entfaltung Ihrer Möglichkeiten allein bei Ihnen liegt. Sie tragen die Lösung Ihrer Probleme in sich. Das Buch ist lediglich ein Werkzeug, das Sie dabei unterstützen kann, diese Lösung zu finden.

In eigener Verantwortung handeln

Seit ihrer Entdeckung sind verschiedene Richtungen der Kinesiologie entstanden. In diesem Buch geht es vor allem um die Angewandte Kinesiologie. Der Einfachheit halber sprechen wir aber nur von der Kinesiologie; letztlich gehen alle Richtungen der Kinesiologie in ihren Grundzügen von den gleichen Erkenntnissen aus.

Matthias Lesch
Gabriele Förder

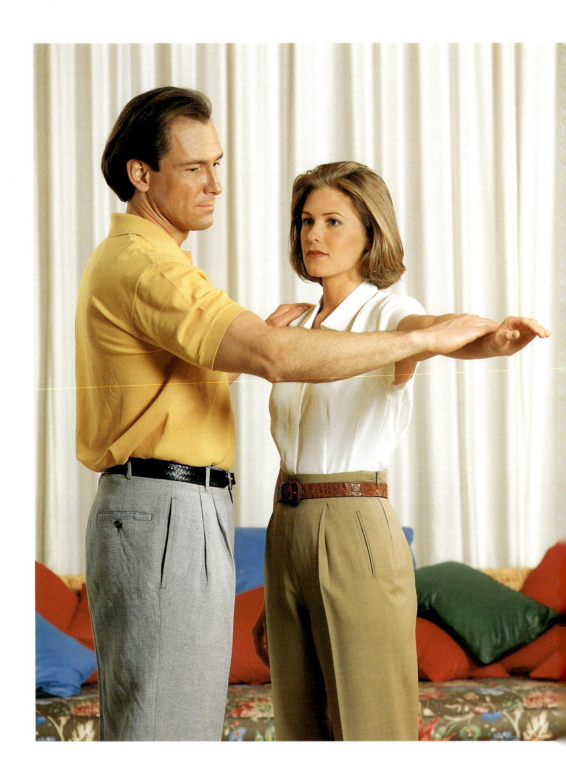

Bausteine der Kinesiologie

Die Kinesiologie ist eine ganzheitliche Heil- und Behandlungsmethode, die neuestes medizinisches Wissen mit jahrtausendealten Erfahrungen und Erkenntnissen verbindet. Das Stärkende zu suchen, das Schwächende zu meiden, ist Sinn der Kinesiologie. Mit Hilfe des Muskeltests können Sie herausfinden, was Sie stärkt oder schwächt.

Was ist Kinesiologie?

Die Kinesiologie – die Lehre von der Bewegung – ist eine sanfte, ganzheitliche Heilmethode. Sie gehört zur »Bioenergetik«, einer alternativen medizinischen Richtung, die sich mit den Energie- kreisläufen im menschlichen Körper befaßt. Als solche hat sie sich den Grundsatz der chinesischen Energielehre zu eigen gemacht, der besagt, daß die Gesundheit des Menschen vom freien Fluß der Lebensenergie (chinesisch »Chi«) im Körper abhängt.

Die Selbst- heilungs- kräfte anregen

Die Behandlungsmethoden der Kinesiologie zielen vor allem darauf ab, das Energieniveau im menschlichen Organismus zu erhöhen, seine Selbstheilungskräfte anzuregen und dadurch seine Gesund- heit zu stabilisieren oder wiederherzustellen.

In der Kinesiologie werden die Muskeln des Menschen wie ein Meßinstrument benutzt. Unsere Muskelreaktion zeigt nämlich, ob wir gestreßt oder entspannt sind.

Die Geschichte der Kinesiologie

Die Kinesiologie wurde unter dem Namen »Angewandte Kinesiolo- gie« (englisch: »Applied Kinesiology«) Anfang der 60er Jahre in den Vereinigten Staaten von dem Chiropraktiker Dr. George Goodheart entwickelt. Es begann damit, daß er 1964 einen Patienten behan- delte, der trotz Goodhearts intensiver Bemühungen anhaltende Schmerzen in der rechten Schulter hatte. Goodheart überprüfte die betroffenen Muskeln mit der in der amerikanischen Physiotherapie geläufigen Muskeltestmethode nach Kendall und Kendall. Er fand heraus, daß ein bestimmter Muskel »schwach« reagierte. Durch die Massage einiger schmerzhafter Zonen im Bereich des Muskels (»Trickerpunkte«) gelang es ihm, den schwachen Muskel unmittel- bar zu stärken. Die Entdeckung, daß ein »schwach« reagierender Muskel mit Hilfe einer speziellen Massagetechnik wieder zu stärken ist, war die Geburt der Kinesiologie.

Schwache Muskeln stärken

Die Geschichte der Kinesiologie

Später entdeckte Goodheart die Zusammenhänge zwischen der Funktionsweise einzelner Muskeln und bestimmter Meridiane. Entlang der Meridiane, auch Energiebahnen genannt, fließt nach dem Verständnis der chinesischen Medizin die Energie, die einen Organismus am Leben erhält – seine Lebensenergie (Seite 24). Auf diesen Meridianen liegen bestimmte Punkte, die Akupunkturpunkte, durch deren Behandlung der Fluß der Lebensenergie beeinflußt werden kann. Goodheart stellte fest, daß durch gezielte Manipulation bestimmter Akupunktur- und Reflexpunkte (Stellen auf der Haut, die mit einzelnen Organen in Verbindung stehen) zuvor schwache Muskeln gestärkt werden konnten.

Der Fluß der Lebensenergie

Ein Beispiel: Bei Patienten mit Magenproblemen stellte Goodheart immer wieder fest, daß ein ganz bestimmter Muskel, der »Große Brustmuskel« (Pectoralis major clavicularis) nämlich, schwach war. Indem er bestimmte Reflex- oder Akupunkturpunkte stimulierte, konnte er den Muskel stärken. In der Kinesiologie wird der Große Brustmuskel dementsprechend dem Magenmeridian zugeordnet. Goodheart fand also seine Vermutung bestätigt, daß die Muskeln über die Meridiane (in unserem Beispiel der Große Brustmuskel und der Magenmeridian) mit bestimmten Organen (hier dem Magen) energetisch in Verbindung stehen. Aus der Entdeckung dieser Querverbindungen entwickelte Goodheart die Kinesiologie. Er verfeinerte die Methode, in deren Mittelpunkt der Muskeltest als Diagnoseinstrument steht, nach und nach. In der Therapie kombinierte er bereits bekannte Behandlungstechniken aus der Chiro- und Physiotherapie, der Massage, Ernährungslehre, Schulmedizin, Homöopathie und Naturheilverfahren, Psychologie und Pädagogik. In den Vereinigten Staaten fand Goodhearts »Applied Kinesiology« (Angewandte Kinesiologie) rasch Eingang in die heilenden Berufe. Außerhalb Nordamerikas gewinnt die Methode heute vorwiegend in der alternativen, »energetischen« Medizin an Bedeutung. Seit ihrem »Import« nach Deutschland Anfang der 80er Jahre erregt die Kinesiologie als Selbsthilfemethode und in der therapeutischen Praxis ein ständig wachsendes Interesse. Kurse werden angeboten, in denen sich Laien und Vertreter der Heilberufe ausbilden lassen können. Die Kinesiologie wird in verschiedenen Bereichen (Schul- und Zahnmedizin, Psychotherapie, Pädagogik, Naturheilverfahren) von Therapeuten als ergänzendes Diagnose- und Behandlungsinstrument angewendet.

Ein Beispiel

Kombination unterschiedlicher Methoden

Streß – Lebensenergie – Gesundheit

Die Kinesiologie ist nicht nur ein praktisches Anwendungsverfahren. Sie basiert auf einem aus verschiedenen Bausteinen zusammengesetzten Erklärungsmodell der menschlichen Gesundheit. Sie gibt Antworten auf die Frage, wie wir unseren Gesundheitszustand stabilisieren können. Oder umgekehrt: Was bringt uns dazu, aus dem Gleichgewicht zu kommen und letztlich krank zu werden? Diese theoretischen Erläuterungen sind für Sie ebenso wichtig wie die praktischen Übungen. Denn sie können Ihnen helfen, zu einer gesünderen und erfüllteren Lebensweise zu finden.
Gehen Sie daher nicht gleich zu den Übungen, sondern nehmen Sie sich ausreichend Zeit, sich mit den zentralen Begriffen der Kinesiologie vertraut zu machen.

Ganzheitliche Sicht des Menschen

1 In Übereinstimmung mit der chinesischen Energielehre liegt der Kinesiologie eine ganzheitliche Betrachtung des Menschen zugrunde: Seine körperliche sowie geistig-seelische Gesundheit hängt vor allem vom freien Fluß der Lebensenergie (chinesisch: Chi) ab. Energieblockaden können zu organischen Störungen führen, aber auch zu Mißstimmungen, Ängsten oder Konzentrationsschwäche.

2 Entscheidende Bedeutung mißt die Kinesiologie deshalb dem Thema Streß bei. Wenn der Mensch unter Streß steht, fließt die Energie im Körper nicht mehr frei. Stressoren können aus unterschiedlichen Bereichen stammen: Eine falsche Körperhaltung kann ebenso Streß verursachen wie schlechte Ernährung oder beängstigende Gefühle. Streß erkennen, vermeiden und abbauen lautet daher ein wesentlicher Grundsatz der Methode.

Streß behindert den Energiefluß

3 Ein Mensch ist also erst dann gesund, wenn er in der Lage ist, negativen Streß immer wieder auszugleichen, und wenn seine Lebensenergie frei fliessen kann. Im kinesiologischen Sinne geschieht dies in den drei Bereichen Bewegungsapparat, Stoffwechsel und Psyche. Sind diese Bereiche – die kinesiologische »Triade der Gesundheit« – ausreichend und gleichmäßig mit Energie versorgt und auch untereinander energetisch ausgeglichen, ist der Mensch gesund.

Die »Triade der Gesundheit«

Diese für das Verständnis der Kinesiologie wesentlichen Begriffe – Lebensenergie, Streß, Gesundheit – werden wir in den folgenden Kapiteln ausführlich erläutern. In welcher Reihenfolge wir dabei vorgehen, spielt im Grunde keine Rolle. Die Begriffe bauen nicht aufeinander auf, sondern stehen, wie Sie später sehen werden, in einem bestimmten Zusammenhang: Die Gesundheit eines Menschen ist nämlich gestört, wenn durch negativen Streß der Fluß seiner Lebensenergie blockiert ist.

Der alltägliche Streß und seine Folgen

Streß stört das Gleichgewicht

In der Kinesiologie spielt der Begriff Streß eine Schlüsselrolle bei der Erklärung dessen, wie Krankheit entsteht. Streß stört das empfindliche Gleichgewicht in der »Funktionseinheit Mensch«. Aus dem Gleichgewicht sein, heißt kinesiologisch krank sein. Heutzutage gehört es schon fast zum guten Ton, sich »gestreßt« zu fühlen. Wir alle leiden mehr oder weniger stark unter den Anforderungen, die der Alltag an uns stellt. In der Umgangssprache ist der Begriff Streß negativ besetzt. Streß bedeutet etwas Unangenehmes. Wenn wir gestreßt sind, fühlen wir uns überlastet. Die Überlastung kann aus dem Berufs- oder Privatleben kommen, und wir spüren, daß sie uns auf Dauer irgendwie schadet. Streß muß aber nicht immer nur schädlich sein. Ein gewisses Maß an Streß ist für uns sogar lebensnotwendig. Um dies zu verstehen, müssen wir wissen, was Streß eigentlich ist und was unter Streßeinwirkung in unserem Körper geschieht.

Streß ist lebenswichtig

Was ist Streß?

Der Streßforscher Hans Selye (1907 bis 1982) beschrieb Streß als Reaktion des Körpers auf jede an ihn gerichtete Anforderung. Diese Reaktion läuft automatisch ab, also ohne daß wir etwas dazu tun.

Streß – Lebensenergie – Gesundheit

Streß ist dauernde Anpassung

Auf den Stressor Hitze beispielsweise reagieren wir mit Schwitzen, der Stressor Kälte läßt uns zittern. In beiden Fällen muß der Körper etwas tun, um sein Gleichgewicht (in dem Beispiel: die konstante Körpertemperatur von etwa 37° C), das durch die Wirkung des Stressors kurzfristig gestört wurde, aufrecht zu erhalten. Unser Körper muß sich, um zu überleben, an die veränderten Lebensumstände (Hitze, Kälte) anpassen.

Natürliche und künstliche Stressoren

Dieser Anpassungsmechanismus läuft auch ab, wenn wir eine Zigarette rauchen, ein Glas Wein trinken, uns nicht ausreichend bewegen oder uns mangelhaft ernähren. Durch eine ungesunde Lebensweise also bringen wir unseren Körper zusätzlich unter Streß. Der Menge der Stressoren, denen wir natürlicherweise ausgesetzt sind, fügen wir ohne Not weitere hinzu. Das kann eines Tages zuviel werden. Wir bekommen die negativen Folgen in Form von streßbedingten gesundheitlichen Störungen zu spüren. Das können schmerzhafte Verspannungen im Rücken oder Nacken sein, aber auch Verdauungsprobleme (zum Beispiel Verstopfung) oder »unerklärliche« Stimmungsschwankungen. Der Körper läßt uns damit wissen, daß wir ihn überlasten.

> Streß ist die Summe verschiedener Stressoren oder Streßfaktoren. Damit sind sämtliche äußeren Einflüsse gemeint, die auf uns einwirken, aber auch »innere Einflüsse« wie unsere Gefühle und Gedanken oder Vorgänge im Stoffwechsel. Streß verändert, ohne daß wir darauf Einfluß hätten, unsere körperliche und geistige Verfassung. Er ist ein natürlicher, überlebenswichtiger Anpassungsmechanismus, der zu jeder Zeit in unterschiedlichem Ausmaß in unserem Körper abläuft.

Krank durch Dauerstreß

Mangelnde Entspannung

Unser Körper braucht Entspannungsphasen, in denen er sich von den Streßbelastungen erholen kann. Stehen wir dauernd unter Streß, weil immer wieder neue Stressoren auf uns einwirken, kommt es nicht zur Entspannung. Dieser Dauerstreß kann uns krank machen.

Der alltägliche Streß und seine Folgen

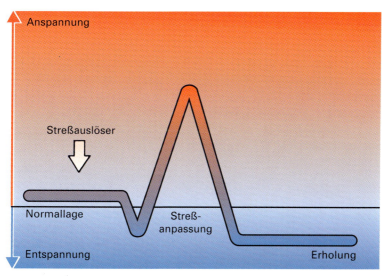

Positiver Streßverlauf: Auf Anspannung (Streßreaktion) folgt eine Phase der Entspannung – der Organismus kann wieder in die Balance finden.

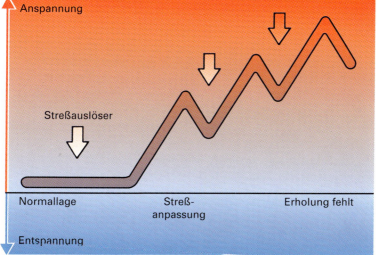

Negativer Streßverlauf: Auf eine Streßreaktion folgt nach kurzer Schein-Erholung die nächste – der Organismus gerät mehr und mehr aus dem Gleichgewicht.

Der Zusammenhang von Streß und Krankheit wird an folgendem Bild deutlich: Stellen Sie sich vor, Sie werden angerempelt. Der Stressor (die dabei auf Ihren Körper ausgeübte Kraft) ist aber nicht so stark, daß Sie dadurch das Gleichgewicht verlieren. Sie kommen vielleicht ins Schwanken, finden aber schnell wieder in die Balance. Wird der Stressor stärker – vielleicht versuchen jetzt zwei

Streß – Lebensenergie – Gesundheit

Menschen, Sie umzuwerfen –, kann es sein, daß Sie zu Boden fallen. Sie müssen sich langsam wieder aufrappeln.

Dauerstreß macht krank

■ Genauso geht es Ihrem Organismus: Ein schwacher Stressor wird gut verkraftet. Ist er jedoch stark oder wirken viele schwache Stressoren gleichzeitig oder dauerhaft auf Ihren Organismus ein, kann es passieren, daß er für einige Zeit das Gleichgewicht verliert. Das hat zur Folge, daß wir uns unwohl fühlen, hier und dort tut es weh oder wir werden richtig krank.

Streß ist nicht nur schlecht

Jeder von uns kennt Ähnliches: Der Arbeitstag im Büro war hektisch, zudem haben wir uns kräftig über den unangenehmen Kollegen geärgert. Oder: Die junge berufstätige Mutter hat einen ganzen Tag über gearbeitet, muß nach Feierabend ihr Kind vom Tageshort abholen und anschließend den Haushalt machen.

Die Aufzählung ließe sich beliebig fortsetzen. Wir wissen aus eigener Erfahrung, daß wir uns am Ende solcher Tage ganz schön »gestreßt« fühlen.

● Unter Streß verstehen wir also gewöhnlich unangenehme, belastende Situationen. Probleme im Umgang mit anderen Menschen, Gefühle wie Wut, Ärger, Haß, Neid oder Eifersucht gehören ebenso dazu. Diese Art von Streß, die wir in der Regel bewußt als belastend wahrnehmen, wird als »Dystreß«, als negativer Streß, bezeichnet. Aber Streß muß nicht immer als unangenehm empfunden werden.

Negativer Streß

Dystreß: Viele Stressoren wirken gleichzeitig; wir empfinden die Streßbelastung als unangenehm.

● Die zweite Art von Streß, den positiven oder »Eustreß«, empfinden wir als durchaus angenehm. Wer genießt nicht das Herzflattern vor einem Rendezvous oder die freudige Erregung nach der bestandenen Prüfung? Wer freut sich nicht über den

Positiver Streß

Der alltägliche Streß und seine Folgen

beruflichen Aufstieg, die bevorstehende Hochzeit oder die Geburt eines Kindes? Das sind Veränderungen in unserem Leben, die es erst interessant machen. Aber auch der positive Streß ist Streß in dem Sinn, als er von unserem Körper eine Anpassung verlangt. Zwar finden wir nach Eustreß schneller wieder in die Balance als nach Dystreß.

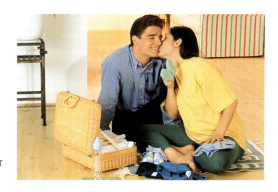

Häufige Veränderung bedeutet Streß

■ Dennoch gilt: Wenn innerhalb kurzer Zeit sich viel in unserem Leben verändert, steigt die Wahrscheinlichkeit, daß es zu streßbedingten Krankheiten kommt. Wenn Sie beispielsweise kurz nach dem Arbeitsplatzwechsel, der Hochzeit, dem Umzug ins neuerworbene Heim noch Familienzuwachs erwarten, muten Sie sich wahrscheinlich zuviel auf einmal zu.

Eustreß: Freudige Ereignisse wie die Geburt eines Kindes bedeuten eine Art von Streß, den wir als angenehm empfinden.

Schwache und starke Stressoren

Nicht jede Veränderung unserer Lebensumstände betrifft uns gleich stark. Es versteht sich, daß wir uns über den verpaßten Bus weniger aufregen (aus dem Gleichgewicht kommen) als über die Tatsache, daß wir im morgendlichen Verkehrs-Stau unserem Vordermann aufgefahren sind. Der Effekt ist zwar derselbe: Wir kommen zu spät zur Arbeit. Aber die Umstände sind in ihrer Wirkung auf uns sehr unterschiedlich.

Um solche unterschiedlichen Wirkungen von Stressoren bewerten zu können, haben Wissenschaftler der »University of Washington School of Medicine« eine Einstufungsskala entwickelt. An ihr läßt sich die unterschiedlich starke Wirkung einzelner Stressoren auf die menschliche Gesundheit ablesen. Einzelne, in jedem menschlichen Leben auftretende Ereignisse erhielten eine bestimmte Punktzahl, je nachdem, wie stark sie die Gesundheit der untersuchten Testpersonen beeinflußten.

Der Tod eines Ehepartners erhielt mit 100 »Lebensveränderungseinheiten« den höchsten Wert, eine »geringfügige Gesetzesübertretung« wie ein Strafzettel mit 11 Einheiten den niedrigsten.

Unterschiedliche Wirkung von Stressoren

Streß – Lebensenergie – Gesundheit

Sind Sie krankheits-gefährdet? ■ Je höher der erzielte Wert auf der Skala, desto größer die Wahrscheinlichkeit, daß durch die Lebensveränderungen streßbedingte Krankheiten auftreten. Die Wissenschaftler kamen zu dem Ergebnis, daß ein Mensch, der innerhalb von zwei Jahren mehr als 200 Punkte ansammelt, mit einer Verschlechterung seines Gesundheitszustandes rechnen muß.

Die Ereignisse und Ihre Streßwerte

Belastende Situationen	Streß punkte	Meine Streßwerte	Belastende Situationen	Streß punkte	Meine Streßwerte
Tod des (Ehe-)Partners	100		Verfallen einer Hypothek/ eines Darlehens	30	
Scheidung	73		Kind verläßt die Familie	29	
Trennung/Getrenntsein vom Partner	65		Konflikte mit Angehörigen des (Ehe-)Partners	29	
Gefängnisstrafe	63		Außergewöhnliche persönliche Leistungen	28	
Tod eines nahen Angehörigen	63		(Ehe-)Partner beginnt neue Arbeit/kündigt	26	
Schwere Verletzung oder Krankheit	53		Einschulung, Schulbeginn, Schulabschluß	26	
Hochzeit	50		Aufgabe persönlicher Gewohnheiten	24	
Entlassung, Verlust des Arbeitsplatzes	47		Auseinandersetzung mit Vorgesetzten	23	
Neue Einigung mit dem (Ehe-)Partner	45		Veränderung der Arbeitsbedingungen	20	
Pensionierung	45		Umzug, Wohnungswechsel, Schulwechsel	20	
Schwere Erkrankung eines Angehörigen	44		Veränderungen im Freizeitbereich	19	
Schwangerschaft	40		Veränderungen sozialer/ politischer Aktivitäten	18	
Sexuelle Schwierigkeiten und Probleme	39		Aufnahme eines kleinen Kredits	17	
Familienzuwachs	39		Veränderung der Schlafgewohnheiten	16	
Berufliche Veränderungen, Berufswechsel	39		Urlaub	13	
Veränderungen im finanziellen Bereich	38		Weihnachten	12	
Tod eines nahen Freundes/ einer Freundin	37		Kleinere Gesetzesverstöße	11	
Auseinandersetzung mit dem (Ehe-)Partner	35				
Aufnahme von hohen Krediten, Hypotheken	31				

Als Richtgröße für Streßbelastung dienen folgende Werte:
- unter 199 Punkte = nicht oder kaum gefährdet
- von 200 bis 299 Punkte = gefährdet
- über 300 Punkte = extrem gefährdet

Der Streß durch Gedanken und Gefühle

Zu den starken Stressoren gehören auch unsere Gedanken und Gefühle. Unterschätzen Sie nicht die Wirkung dessen, was sich »nur« in Ihrem Kopf abspielt. Wie Hans Selye feststellte, sind die psychischen Stressoren, die unangenehmen Gefühle und schlechten Gedanken, die stärksten negativen Streßfaktoren für uns. Der amerikanische Kinesiologe Wayne W. Topping geht sogar davon aus, daß über 50 Prozent aller Krankheiten auf das Konto von emotional bedingtem Streß gehen. Wenn Sie sich also immer wieder im stillen über die Frechheit Ihrer Mitmenschen ärgern, bringt Sie das erstens nicht weiter, zweitens machen Sie sich ständig neuen (künstlichen) Streß mit all seinen negativen Konsequenzen.

Innere Stressoren wirken am stärksten

Was Streß in uns bewirkt

Immer wenn wir unter Streß stehen, laufen innerhalb kürzester Zeit körperliche und geistige Prozesse ab, auf die wir keinen Einfluß haben. Sie sind Teil unseres genetischen Erbes und haben nur einen Sinn: unser Überleben in gefährlichen Situationen zu sichern.

Kämpfen oder fliehen

Streß mobilisiert im Körper ungeheure Kräfte. Wir sind plötzlich zu Höchstleistungen fähig. Denn es könnte ja sein, daß wir im nächsten Augenblick um unser Leben rennen müssen. Die Körperkräfte werden dort mobilisiert, wo sie gebraucht werden: in den Muskeln. Wenn unsere Vorfahren, die Jäger und Sammler, von einem wilden Tier bedroht wurden, so mußten sie entweder mit ihm kämpfen oder davonrennen. Dazu brauchten sie Kraft im Bewegungsapparat. Diesen Mechanismus haben wir geerbt. Er läuft immer dann ab, wenn wir einem Stressor ausgesetzt sind. Die Wahrscheinlichkeit allerdings, daß wir mit einem Bären kämpfen müssen, ist heutzutage deutlich geringer als bei unseren Vorfahren. Wahrscheinlicher ist, daß wir Ärger im Büro bekommen. Dabei sollten wir aber dem Chef tunlichst keine Ohrfeige geben (Kampf) und auch nicht davonlaufen (Flucht).

Ungewöhnliche Kräfte werden geweckt

Streß – Lebensenergie – Gesundheit

■ Das heißt, in der modernen Streßsituation, wie auch immer sie aussehen mag, können wir die vom Körper mobilisierten Kräfte für den Kampf- oder Fluchtfall in der Regel nicht ausleben. Weder kämpfen noch flüchten wir. Die bereitgestellte Energie richtet sich gegen uns selbst, weil sie nicht nach außen hin abgeleitet werden kann.

Die Energie muß verbraucht werden

Wenn wir diese Energie nicht verbrauchen, indem wir uns beispielsweise beim Sport verausgaben, bleiben unsere Muskeln angespannt. Wir sind verkrampft und bekommen nach einiger Zeit Schmerzen im Bewegungsapparat. Oder wir leiden unter Verstopfung, weil sich im Kampf- oder Flucht-Muster natürlicherweise die Verdauung verlangsamt.

Die geistige Blockade

Ein weiterer Mechanismus, mit dem unser Gehirn auf Streß reagiert, ist die geistige Blockade. Ebenso wie das Kampf-Flucht-Muster ist sie eine Einrichtung der Natur, unser Überleben zu sichern. Beide Prozesse greifen im Streßfall ineinander.
Das kennen wir alle: Mitten in der Prüfung oder in einer Rede haben wir das berühmte Brett vor dem Kopf, den »Blackout«. Wir sind geistig blockiert und können keinen klaren Gedanken mehr fassen. Am liebsten würden wir davonlaufen (Flucht) oder uns in ein Mauseloch verkriechen. Da uns dies aber meistens nicht möglich ist, bleibt uns nichts anderes übrig, als eine Weile zu warten, bis sich der Nebel in unserem Kopf wieder lichtet.
Was ist passiert? In Streßsituationen (wie Prüfungen, lange im Stau stehen und vieles mehr) schaltet ein im Vorderhirn gelegener Bereich, die »Zone für bewußtes, assoziatives Denken« (ZBAD), ab. Dieser Bereich wird nicht mehr ausreichend mit Energie versorgt, und wir können keine wohlüberlegten Entscheidungen mehr treffen. Uns fällt buchstäblich nichts mehr ein. Wir sind nicht in der Lage, in Ruhe über ein Problem nachzudenken und eine angemessene Lösung zu finden. Das ist im Streßfall, wenn es um das blanke Überleben (genetisches Erbe) geht, auch gar nicht wichtig. Nachzudenken würde unser Überleben sogar gefährden, denn wir wären in unseren Reaktionen zu langsam: Bis wir die richtige Lösung gefunden und uns für eine angemessene Reaktion entschieden hätten,

Sinnvoll bei Gefahr

Der alltägliche Streß und seine Folgen 19

wäre die Gefahr – aller Wahrscheinlichkeit nach mit schädlichen Folgen für uns – längst vorüber. Stellen Sie sich einmal vor, Sie fahren mit 160 Stundenkilometern auf der Autobahn. Plötzlich leuchten vor Ihnen Bremslichter auf. In dieser Lage können Sie nicht lange überlegen, was zu tun ist. Sie reagieren automatisch und schnell – und treten auf die Bremse!

Sie reagieren automatisch

Andererseits kann uns eine geistige Blockade auch zu einem durchaus negativen oder gefahrvollen Verhalten verleiten – zum Beispiel, wenn uns einmal die Hand »ausrutscht« (Kampf), was uns hinterher, wenn wir nicht mehr blockiert sind, meistens leid tut. Oder in einem Verkehrsstau beobachtet man immer wieder, daß plötzlich ein Autofahrer aus der Kolonne ausschert, um an einer völlig unübersichtlichen Stelle zu überholen.

Die Energie im Gehirn verlagert sich

■ Dieses unüberlegte Verhalten – im positiven oder negativen Sinne – kommt dadurch zustande, daß sich die Energie aus dem Vorderhirn (ZBAD) in das im hinteren Teil des Kopfes gelegene Stammhirn zurückzieht. Das ist jener Bereich unseres Gehirns, in dem unter anderem unsere natürlichen Reflexe und in früher Jugend erlernte Handlungsweisen und Erfahrungen gespeichert sind. In Streßsituationen wird dieser Bereich aktiviert, und wir bedienen uns – meist unbewußt – aus einem Fundus festgelegter Verhaltens- und Reaktionsweisen.

Das Stammhirn – unser »Wissensspeicher«

Wenn unser Vorderhirn (die Zone für bewußtes, assoziatives Denken) in Streßsituationen also blockiert ist, konzentriert sich die Energie im hinteren Bereich des Gehirns. Dieser Bereich im hinteren Abschnitt der Gehirnhälfte, in der auch das Sprachzentrum liegt (das ist bei den meisten Menschen die linke Gehirnhälfte), heißt »Allgemeine Integrations-Zone« (AIZ). Sie übernimmt im Streßfall die Regie im Gehirn.

»Allgemeine Integrations-Zone«

Nach Gordon Stokes, dem Erfinder des kinesiologischen »One-Brain«-Konzepts, ist die Aufgabe der AIZ, gespeicherte Erfahrungen mit aktuellen Empfindungen zu verbinden. Aus dieser Verbindung legt die AIZ in einer bestimmten Situation eine für unser Verhalten entscheidende Bedeutung des Vorfalls fest.

Streß – Lebensenergie – Gesundheit

Ein Beispiel: Wir sehen, wie ein großer Hund zähnefletschend auf uns zuspringt. Aus Erfahrung wissen wir, daß Hunde beißen. Dies ist in unserem Gehirn gespeichert. In der aktuellen Situation denken wir aber nicht: Ich bringe mich so schnell wie möglich in Sicherheit, weil Hunde beißen können. Wir rennen vielmehr einfach los. Die AIZ wählt also aus den vorhandenen Überlebensmustern den besten Weg aus, um auf die Situation zu reagieren. Die Priorität für die Auswahl, die die AIZ trifft, ist unser körperliches und emotionales »Überleben«. Sie wählt aus dem Vorrat an Handlungsmustern jenes aus, das uns vor unangenehmen Gefühlen wie Angst oder vor körperlichem Schmerz bewahren soll.

Sicherung unseres Überlebens

Wie Stokes in seinem Buch »One Brain« (»Ein Gehirn«) feststellt, stehen wir in 95 Prozent unserer Zeit unter der Kontrolle der AIZ, denn wir stehen fast ununterbrochen unter irgendeiner Form von Streß. Mit anderen Worten: In der meisten Zeit unseres täglichen Lebens sind alle Gehirnbereiche abgeschaltet, die nicht unmittelbar mit unserem physischen und emotionalen Überleben zu tun haben.

Wird aber hauptsächlich die AIZ mit Energie versorgt, können wir auf aktuelle Situationen nicht mehr kreativ reagieren. Wir »erstarren« vielmehr in Gewohnheiten, in Handlungen, die wir »schon immer« so ausgeführt haben oder in einer bestimmten Verhaltensweise. Sicher haben auch Sie es schon öfter erlebt, daß Ihnen in einer heftigen Diskussion mit anderen, in der Sie sich bedroht fühlen, keine Argumente mehr einfallen. Sie bestehen nur noch auf Ihrer einmal gefaßten Meinung und können den Argumenten der anderen Diskussionsteilnehmer nicht mehr zuhören. Wenn jedoch die Diskussion vorüber ist, Sie sich »außer Gefahr« fühlen und sich entspannen, fließen plötzlich Ihre Einfälle und Ideen.

Festgelegte Verhaltensweisen

In Streßsituationen bleibt uns also nichts anderes übrig, als alte Reaktionsmuster anzuwenden, die in der Gegenwart vielleicht schon lange nicht mehr nützlich und angemessen sind. Weil wir so oft unter Streß stehen, fällt es uns in der Regel auch so schwer, unsere guten Vorsätze (Ziele und Vorhaben) zu verwirklichen, das heißt, aus eingefahrenen Verhaltensmustern auszubrechen.

Streß verhindert das Ausleben unserer Möglichkeiten

Wenn wir hingegen entspannt sind, haben wir die besseren Möglichkeiten. Die im Vorderhirn gelegene, bereits erwähnte »Zone für bewußtes, assoziatives Denken« (Seite 18) wird mehr mit Energie versorgt, ihre Aktivität wird erhöht. Dadurch haben wir die Mög-

Der alltägliche Streß und seine Folgen   21

lichkeit, eine Situation ohne unsere »Streßbrille« zu beurteilen. Wir können in Ruhe nachdenken, genießen Entscheidungsfreiheit und können neue Wege gehen.

Sowohl das Kampf-Flucht-Muster als auch die geistige Blockade sind sinnvolle, natürliche Überlebensmechanismen, die schon im Leben unserer Vorfahren von lebenswichtiger Bedeutung waren. Sie sorgen dafür, daß wir in Situationen, in denen unser körperliches oder seelisches Wohlergehen (unsere Integrität) bedroht ist, schnell und sicher reagieren. Die Streßfaktoren, die diese Mechanismen auslösen, haben im modernen Alltag jedoch erheblich zugenommen. Die meiste Zeit unseres täglichen Lebens stehen wir unter Streß und damit – ohne daß unser Leben tatsächlich bedroht wäre – unter Einfluß des Kampf-Flucht-Musters und der geistigen Blockade. Dies führt dazu, daß unsere Energien ins Ungleichgewicht geraten und wir kaum in der Lage sind, unser bewußtes kreatives Denken für eine veränderte positivere Lebensgestaltung einzusetzen.

Überlebenskampf ohne Grund

Streß wirkt »ganzheitlich«

In der Kinesiologie wird der menschliche Organismus als Funktionseinheit angesehen, die sich in drei voneinander abhängige Bereiche gliedert. Diese »Triade« (»Dreiheit«) setzt sich zusammen aus dem Bewegungsapparat mit Muskeln, Bändern, Sehnen, Knochen und Gelenken. Er wird in der Kinesiologie als »Struktur« bezeichnet. Außerdem gehören zur Triade der Stoffwechsel-Bereich (mit Verdauung und Ausscheidung) und der emotionale oder psychische Bereich (Gedanken, Gefühle, innere Einstellungen). Jeden der drei Bereiche können Stressoren beeinflussen.

Beispiele für Stressoren

Innerhalb der Struktur kann beispielsweise ein Gipsbein ein Stressor sein, weil es den natürlichen Bewegungsablauf stört. Im Stoffwechsel-Bereich kann ein unverträgliches Nahrungsmittel für den Organismus ein Streßfaktor sein. Die Psyche wird durch emotionale Belastungen wie Ärger, Angst oder Kränkungen unter Streß gebracht. (Wie wir wissen, sind die Gefühle die stärksten aller möglichen Stressoren.) Ausführliche Beispiele für Stressoren und ihre Bewältigung innerhalb der Triade erhalten Sie in den Kapiteln, in welchen die einzelnen Bereiche vorgestellt werden.

Streß – Lebensenergie – Gesundheit

Streß blockiert unsere Fähigkeiten

Sie haben jetzt einen ersten Eindruck über mögliche Stressoren, denen Sie ausgesetzt sind. Denken Sie an das Beispiel mit dem Anrempeln, und Sie sehen, daß es Sie Kraft kostet, Ihr Gleichgewicht wiederherzustellen (Seite 13). So geht es auch dem Körper: Streß kostet Anpassungsenergie. Wenn wir mit unseren Kräften besser haushalten, also versuchen, unnötigen Streß zu vermeiden, oder mit Hilfe der kinesiologischen Übungen unseren Organismus dabei unterstützen, Streß abzubauen (also das Gleichgewicht wiederherzustellen), haben wir mehr Energie übrig für die Dinge im Leben, die uns eigentlich wichtig sind. Oder anders gesagt: Die Zone für bewußtes, assoziatives Denken in unserem Gehirn wird stärker mit Energie versorgt; wir stehen nicht mehr vorwiegend unter dem Einfluß der AIZ, der Allgemeinen Integrations-Zone. Dann können wir ausleben, was in uns steckt: unser persönliches Potential, unsere Fähigkeiten und Neigungen.

Richtiger Umgang mit den eigenen Energien

Schreiben Sie auf, was Sie sich wünschen und was Sie an Ihrem derzeitigen Leben ändern möchten.

■ In der Kinesiologie geht man davon aus, daß das Zuviel an Streß, das wir uns täglich zumuten, entscheidend dafür verantwortlich ist, daß wir unser Potential nicht nutzen. Wir sind zu oft durch körperliche und geistige Überlastung »blockiert«. Wir stehen zu häufig unter Kontrolle der AIZ (Seite 19).

Was ich gerne tun würde	Was ich verändern möchte

Ein Test: Schöpfen Sie Ihr Potential aus?

▶ Wenn Sie möchten, können Sie jetzt einen kleinen Test machen. Mit seiner Hilfe erkennen Sie, worin Ihr persönliches Potential besteht und inwieweit Sie es in Ihrem Leben verwirklichen. Sie werden sehen, was Sie alles nicht tun – möglicherweise, weil Sie zu stark unter Streß stehen. Gleichzeitig kann der Test Ihnen Hinweise auf das Ausmaß Ihrer Streßbelastung geben.

Wie stark stehen Sie unter Streß?

Der alltägliche Streß und seine Folgen

Ziele formulieren

1 Besorgen Sie sich ein großes Blatt Papier und einen Bleistift. Nehmen Sie sich ungefähr eine Viertelstunde Zeit, um in Ruhe zu überlegen, welche Fähigkeiten und Neigungen in Ihnen stecken. Welche Ziele würden Sie gerne erreichen? Was möchten Sie in Ihrem Leben verändern und was tun Sie dafür?

Überlegen Sie in Ruhe

2 Legen Sie jetzt auf dem Papier senkrecht nebeneinander zwei Spalten an. In die erste Spalte schreiben Sie, was Sie schon immer gerne gemacht hätten oder was Sie in Zukunft gerne tun würden. Gibt es Dinge in Ihrem Leben, die Sie schon immer machen wollten? Was hat Sie bis jetzt davon abgehalten (beispielsweise innere Einstellungen)?

Was wollten Sie schon immer tun?

Sie möchten vielleicht gern tanzen lernen, aber bei dem Gedanken an die erste Tanzstunde werden Sie immer noch rot. Sie würden gerne Klavier spielen, aber Ihre Überzeugung, zwei »linke Hände« zu haben, hält Sie von diesem Vorhaben ab. Überlegen Sie, was auf Sie zutrifft. Tragen Sie dies in die erste Spalte ein.

3 Nehmen Sie sich anschließend die andere Spalte vor. Hier tragen Sie Dinge ein, die Sie bereits tun, aber gerne verändern oder verbessern würden. Bedenken Sie jeden Ihrer Lebensbereiche (Familie, Freunde, Beruf, Sport, Hobbys). Möchten Sie vielleicht besser Französisch sprechen, besser Tennis spielen, sich freier bewegen, ausgeglichener sein, mehr für andere da sein?

Was möchten Sie verändern?

Sie haben jetzt also eine Liste, die Ihre persönlichen Ziele im Leben enthält und Themen aufzeigt, die Ihnen wichtig sind, die Sie gerne verändern oder besser machen würden. Vielleicht sind Ihnen beim Überlegen ja auch Dinge eingefallen, die Sie in der Vergangenheit bereits umgesetzt haben. Wahrscheinlich haben Sie aber, wie die meisten von uns, eine ganze Reihe unerfüllter Wünsche und nicht ausgeführter Pläne auf Ihrer Liste stehen: Das ist Ihr persönliches Potential. Sie sehen selbst, wie groß es ist und wieviel Sie davon leben.

Ihre unerfüllten Wünsche sind Ihr Potential

4 Sie können sich nun fragen, was Sie abhält, dieses Potential auszuschöpfen. Ein Hemmnis könnte Ihre persönliche Lebenssituation (Zeitdruck oder finanzielle Aspekte) sein, die es Ihnen im
Moment nicht erlaubt, bestimmte Dinge anzupacken. Das ist aber
sicher nicht bei all Ihren Wünschen der Fall. Machen Sie sich klar,
daß es vor allem Ihr persönliches Quantum an Streß ist, das Sie
daran hindert, die Dinge zu tun, die auf Ihrer Liste stehen. Sie
haben jetzt also einen Anhaltspunkt dafür, wie groß Ihre Streßbelastung ist und wie sie sich auf Ihr Leben auswirkt.

Bedenken
Sie Ihre
Lebens-
situation

Bewahren Sie die Liste bitte auf. Sie wird später in den Kapiteln
»Positiv denken und fühlen« (Seite 83) und »Individuelle Eigenbalance« (Seite 102) wieder gebraucht.

Der Fluß der Lebensenergie

Wenden wir uns nun einem weiteren Grundbaustein der Kinesiologie zu: dem Thema Lebensenergie. In der kinesiologisch ganzheitlichen Betrachtungsweise des Menschen hat dieses Thema eine
ebenso umfassende Bedeutung wie das Phänomen Streß. Verein-
facht gesagt, ist das freie Fließen der Lebensenergie in uns aus-
schlaggebend für die Gesundheit unseres Organismus; Streß hingegen behindert diesen freien Fluß und beeinträchtigt somit unsere
Gesundheit.

Lebens-
energie und
Streß

Was aber hat es mit dieser Energie auf sich? Offensichtlich finden
wir nur schwer Zugang zu ihr.

Was ist Lebensenergie?

Wir alle kennen Situationen, in denen wir uns wünschen, mehr
»Energie« zu haben. Damit meinen wir nicht eigentlich Kraft, sondern eher Vitalität, Unternehmungsgeist, die Lust, unser Leben,
unsere Möglichkeiten voll auszuschöpfen. Wir meinen damit eine
Energie, die uns gesund und widerstandsfähig, wach und leistungsfähig sein läßt – eine Energie also, die unser Leben in allen Bereichen beeinflußt.

Energie –
die Lust
am Leben

In der Kinesiologie bedeutet Lebensenergie nicht Kraft im physi-
kalischen Sinn. Unter diesem Begriff ist vielmehr eine Energie zu

Der Fluß der Lebensenergie 25

verstehen, die allem Leben zugrunde liegt, es durchdringt und aufrecht erhält. Ohne diese Energie könnten wir uns nicht entwickeln, würden unsere Organe nicht arbeiten, hätten wir keine Gefühle, könnten wir keine geistigen Aufgaben erfüllen.

■ Von der ausreichenden und gleichmäßigen Versorgung unseres Organismus mit dieser Energie hängt der Zustand unserer körperlichen, aber auch unserer geistig-seelischen Gesundheit ab.

Altes Wissen – neu entdeckt

In allen Kulturen der Erde war man sich seit altersher bewußt, daß es etwas geben müsse, was gewissermaßen als der »Urimpuls« des Lebens bezeichnet werden kann. Diese Grundenergie wäre imstande, Krankheiten zu heilen, das Leben zu verlängern oder den Menschen zu befähigen, seine geistigen Anlagen besser zu nutzen, als es ihm in seinem Alltag möglich ist. Das Wirken dieser Energie können Sie nachempfinden, wenn Sie sich einmal daran erinnern, wie Sie nach einer Krankheit am nächsten Morgen erfrischt und wieder gesund aufgewacht sind. Oder Sie verspürten völlig unerwartet in Ihren Gedanken eine Einfachheit und Klarheit, die frei war von den Ihnen vielleicht sonst gewohnten Zweifeln, Sorgen oder Ängstlichkeiten. Diese Zustände sind zurückzuführen auf das ungehinderte Fließen der Lebensenergie.

»Eigenschaften« der Lebensenergie

Wie aber kann man Zugang zu dieser Energie gewinnen und sie bewußt lenken? Wie kann man sie gezielt einsetzen, um Krankheiten zu heilen oder die Möglichkeiten des Lebens intensiver zu nutzen?

Gezielter Einsatz der Lebensenergie

Die Völker der westlichen Welt, beispielsweise die Indianer oder die Kelten, entwickelten magische Praktiken, deren Anwendung das ungehinderte Wirken der Lebensenergie hervorrufen sollte. In der östlichen Welt, vor allem in China, fand man Antworten auf diese Fragen zunächst in einfachen Atem- und Bewegungsübungen. Man entdeckte, daß mittels bewußt ausgeführter Atemtechniken der Energiefluß im Organismus angeregt werden konnte. Auch durch bestimmte Bewegungsformen, beispielsweise Tai Ji, war man in der Lage, das eigene Wohlbefinden zu erhöhen und, durch regelmäßiges Üben, die Gesundheit zu erhalten.

Westliche und östliche Methoden

Streß – Lebensenergie – Gesundheit

Energie ist unteilbar

Im Lauf der Entwicklung verfeinerte sich das Verständnis vom Fließen und Wirken der Lebensenergie im Menschen: Man wußte jetzt, daß es zwar eine unteilbare Encrgie ist, die den gesamten Organismus durchdringt, die sich aber in verschiedenen Formen (beispielsweise warm oder kalt, hart oder weich, schnell oder langsam) ausdrückt. Und man erkannte, daß die Art ihrer Verteilung im Organismus seinen gesundheitlichen Zustand bestimmt.

■ Eine zu hohe Ansammlung von Energie (in einem Organ oder in einer Muskelpartie) ist ebenso nachteilig wie ein zu geringes Vorhandensein. Erst die ausgeglichene, gleichmäßige Versorgung aller Bereiche des Organismus – das Energiegleichgewicht also – sorgt für seine Gesundheit.

Energie-Gleich-gewicht

Die Energiebahnen (Meridiane)

Die Chinesen gingen also davon aus, daß unsere Lebensfunktionen durch den freien Fluß von Energie im Körper aufrechterhalten werden. Entsprechend der fein abgestimmten Zusammenarbeit dieser Funktionen kann aber die Lebensenergie nicht willkürlich in uns fließen.
Vor allem auf intuitivem Wege und durch Erfahrung erschlossen die Chinesen ein vielschichtiges, in sich harmonisches System von Energiebahnen, Energie-Sammelbecken, Energie-Hauptpunkten, das wie ein kompliziertes Verkehrssystem einer Großstadt unseren Körper umschließt und durchdringt.

Ein kompliziertes System

Dieses System von Energiebahnen nannten die Chinesen »jing-luo« – von französischen Geographen, die im 18. Jahrhundert China bereisten, in »Meridian-System« übersetzt.
Die Chinesen unterschieden beim Menschen 14 Haupt-Energiebahnen, die in der Haut und im Körperinneren verlaufen. Ihre Namen stammen von den Lebensfunktionen, mit denen sie zusammenhängen. So gibt es beispielsweise einen Lungen-, einen Nieren- oder einen Herz-Kreislaufmeridian. Die Lebensenergie fließt entlang dieser Leitbahnen wie Flüsse in bestimmte Richtungen und durch spezifische Körpergegenden. Das heißt, die Energie fließt vom Anfangspunkt des Meridians bis zu seinem Endpunkt in einer bestimmten Richtung.

Die Energie fließt in bestimmter Richtung

Der Fluß der Lebensenergie 27

Kinesiologisch wichtige Akupressur-Punkte und Meridian-Verläufe.

Die Meridiane sind für das menschliche Auge unsichtbar. Mit Hilfe moderner technischer Verfahren (elektrische Hautwiderstandsmessung, radioaktive Isotopen-Markierung und Thermographie) kann ihre Existenz jedoch heute nachgewiesen werden. Vergleichbar mit einem elektrischen Kabel sind sie im Abstand von etwa zwei Zentimetern Entfernung von der Körperoberfläche von einem elektromagnetischen Feld umgeben.

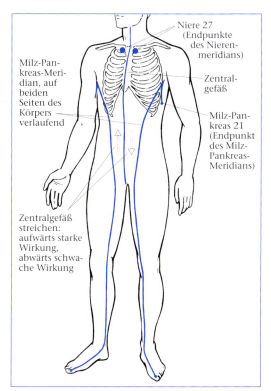

Energieblockaden machen krank

Erinnern wir uns an das Thema Streß. Wir haben festgestellt, daß ein Übermaß an Streß den Körper unter Umständen so stark aus dem Gleichgewicht bringt, daß er es nicht ohne weiteres von alleine wiederherstellen kann. Dann werden wir krank. Wenn wir den Begriff Lebensenergie in den Zusammenhang Streß → Ungleichgewicht → Krankheit einbeziehen, bedeutet dies: Überlastung (Dauerstreß) hat zur Folge, daß wir erkranken, weil die Lebensenergie im Körper nicht mehr ungehindert strömt.

Dieser Vorgang läßt sich an einem Bild veranschaulichen: Wenn ein Bach gestaut wird, kann das Wasser nicht mehr gleichmäßig weiterfließen. Das Wasser entspricht in diesem Bild unserer Lebensenergie; der Bach wäre ein Meridian und das Hindernis, das den Stau verursacht, ein Stressor. Der Energiekreislauf in unserem Körper ist durch eine »Energieblockade« unterbrochen.

Dauerstreß behindert den Energiefluß

Streß – Lebensenergie – Gesundheit

Der Energiefluß ist unterbrochen

Eine Energieblockade können wir uns auch so vorstellen: In einem oder mehreren Meridianen ist durch die Überlastung (Stressor) gleichsam die Sicherung durchgebrannt, der Energiekreislauf ist unterbrochen. Dann geht uns buchstäblich der Strom aus. Die Kommunikation zwischen Gehirn und Körper (Seite 38) ist behindert, und wir sind in unserem Handeln eingeschränkt.

■ Der ungehinderte Fluß der Lebensenergie im Körper ist nach chinesischer Vorstellung die Voraussetzung dafür, daß wir gesund bleiben. Ist die Energie längere Zeit blockiert, können wir erkranken.

Hilfe durch Akupressur

Um den Fluß der Lebensenergie gezielt beeinflussen und Blockaden beseitigen zu können, entwickelten die Chinesen verschiedene Methoden und Techniken. Die bekanntesten, die inzwischen auch in die westliche Medizin Eingang gefunden haben, sind die Akupressur und Akupunktur.

Mittels bestimmter Druck- und Grifftechniken (Akupressur) oder durch Einstechen feiner Nadeln (Akupunktur) können besondere Punkte auf den Energiebahnen stimuliert, der Energiefluß kann wieder angeregt werden. Dabei gilt es zunächst, die richtige Diagnose zu stellen, also herauszufinden, an welcher Stelle des Körpers eine Energieblockade vorliegt. Erst dann können die passenden Punkte bestimmt und behandelt werden.

Den Energiefluß anregen

Wie aufgrund von Energieblockaden langfristig Krankheiten entstehen können, erklärt die Akupunktur-Meridian-Theorie folgendermaßen: Die Meridiane stehen sowohl mit den Körper-Organen als auch mit den Muskeln energetisch in Verbindung. Das heißt, wenn die Lebensenergie in den Meridianen nicht frei fließt (Energieblockade), beeinträchtigt dies die Funktion der Organe ebenso wie die der entsprechenden Muskeln. Organ und Muskel sind energetisch nicht ausreichend versorgt und aus diesem Grund nicht voll funktionsfähig.

Organe und Muskeln sind verbunden

In Anlehnung an die chinesische Medizin geht die Kinesiologie davon aus, daß lange vor dem Ausbruch einer Krankheit eine Energieblockade im Meridiansystem vorliegt. Deshalb hat ein

Mensch, bei dem die Lebensenergie frei durch den Körper fließt, gute Voraussetzungen, gesund zu bleiben. Er ist energetisch ausgeglichen und im Gleichgewicht. Kinesiologische Übungen regen den freien Energiefluß in den Meridianen an. Sie helfen Ihnen, Energieblockaden aufzulösen, und können bei regelmäßiger Anwendung dafür sorgen, daß es seltener zu derartigen Blockaden kommt. Wenn die Lebensenergie ungehindert fließt, kann der Körper leichter sein durch Streß verlorengegangenes Gleichgewicht wiederherstellen.

Energieblockaden auflösen

Gesundheit aus kinesiologischer Sicht

Wir kennen bereits den Zusammenhang zwischen körperlicher und geistiger Überlastung (Dauerstreß), Lebensenergie und Krankheit. Zur Erinnerung: Dauerstreß führt zu Energieblockaden, aus denen langfristig Krankheiten entstehen können. Betrachten wir diesen Zusammenhang jetzt einmal von der anderen Seite: Sehen wir uns an, was der Kinesiologe meint, wenn er von Gesundheit spricht.

Gesundheit bedeutet dynamisches Gleichgewicht

»Fließgleichgewicht«

Wenn wir gesund sind, fühlen wir uns wohl. Wir sind »ausgeglichen«, also körperlich-seelisch im Gleichgewicht. Nun gehört es aber zum Leben, daß dieses Gleichgewicht durch die Einwirkung von Stressoren immer wieder gestört wird. Ein gewisses Maß dieser Störungen kann der Mensch gut verkraften. Denn unser Organismus ist ein homöostatisches (selbstregulierendes) System, das ständig bemüht ist, sein Gleichgewicht zu erhalten oder wiederherzustellen. Gesundheit ist also kein statischer Zustand. In der Kinesiologie wird Gesundheit deshalb als »Fließgleichgewicht« beschrieben.

Gesundheit als Harmonie

In dem ganzheitlichen Menschenbild der Kinesiologie bilden Körper und Seele eine Einheit. Gesund zu sein, ist also nicht nur auf

Streß – Lebensenergie – Gesundheit

den körperlichen Aspekt beschränkt: Erst wenn Körper und Seele im Gleichklang sind, ist der Mensch gesund. Er fühlt sich wohl, ist ausgeglichen und leistungsfähig. Er kann seine Fähigkeiten, sein Potential entfalten. Vergleichen Sie die Harmonie innerhalb der Einheit Mensch mit einem Klavier. Auf einem ungestimmten Klavier können sie noch so lange üben, Ihre Melodie wird niemals so gut klingen wie auf einem gestimmten Instrument. Die Harmonie, der Gleichklang ist die Voraussetzung für ein optimales Ergebnis.

Gleichklang von Körper und Seele

Harmonie in der Triade

Wie bereits erwähnt, wird in der Kinesiologie der Mensch als »Triade« (Dreiheit) betrachtet. Diese Gliederung des menschlichen Organismus in drei Bereiche ist eigentlich unzulässig, da der Mensch eine unteilbare Ganzheit ist. In der Anwendung kinesiologischer Methoden und Übungen ist diese Einteilung jedoch durchaus sinnvoll. Denn äußerlich betrachtet können wir den Menschen auf unterschiedliche Weise danach beurteilen, wie er sich bewegt, welche Körperhaltung ihm eigen ist, welche Nahrung er zu sich nimmt oder welche Gefühle und Gedanken er hat. In welchem Bereich die vorrangige Störung vorliegt, bestimmt die Art der Übung.

Äußerliche Betrachtung des Menschen

■ Die Elemente der Triade sind gleichsam die Säulen, auf denen die menschliche Gesundheit aufgebaut ist. Diese drei Säulen sind: die Struktur (Muskeln, Bänder, Sehnen, Knochen und Gelenke), der Stoffwechsel (alle biochemischen Vorgänge im Körper wie Verwertung und Ausscheidung der Nahrung), die Psyche (Gedanken und Gefühle).

Die Säulen der Gesundheit

Gesundheit resultiert aus kinesiologischer Sicht aus der Harmonie innerhalb der Triade. Harmonie bedeutet in diesem Fall, daß alle drei Bereiche in ihrer Funktion gleichberechtigt und gleichwertig sind. Durch die Einwirkung von Stressoren jedoch kann die Harmonie in der Triade gestört werden. Sie ist bereits gestört, wenn nur in einem der drei Bereiche ein Stressor wirkt. Sinnbild für die Harmonie in der Triade oder für die Gesundheit des Menschen kann ein gleichseitiges Dreieck sein:

Störung der Harmonie durch Streß

Gesundheit aus kinesiologischer Sicht 31

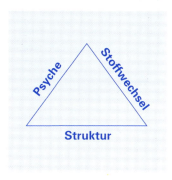

Dieses gleichseitige Dreieck ist in der Kinesiologie ein Symbol für Gesundheit.

Verändert sich eine Seite des Dreiecks, kommt es also in einem der drei Systeme zu einer Störung (Stressor), verändern sich auch die zwei anderen Seiten des Dreiecks. Denn innerhalb der Triade sind alle Bereiche voneinander abhängig. Störungen in einem Bereich wirken sich deshalb immer auch auf die beiden anderen aus. Je nach der Stärke des Stressors kann es sein, daß Sie sich unwohl fühlen oder krank werden.

Streß wirkt in jedem Bereich

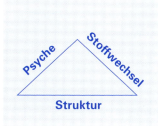
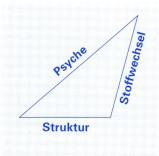
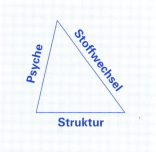

Diese ungleichseitigen Dreiecke symbolisieren in der Kinesiologie die Störung der Harmonie innerhalb der Gesundheits-Triade, also Unwohlsein oder Krankheit.

Streß – Lebensenergie – Gesundheit

Wie Streß die Harmonie stört

Daß der Mensch eine Einheit aus Struktur, Stoffwechsel und Psyche darstellt, zeigt sich an der Wirkung von beliebigen Stressoren auf die Harmonie in der Triade. Wirkt auf einen Bereich ein Stressor, sind die beiden anderen automatisch mitbetroffen.

»Ganzheitliche« Wirkung

Das nachfolgende Schema zeigt beispielhaft, wie sich Stressoren in einem Teilbereich der Triade auf alle anderen Bereiche auswirken und uns aus dem Gleichgewicht bringen:

Wirkung von Stressoren in der Triade

Auslöser	*Psyche*	*Struktur*	*Stoffwechsel*
Verstauchter Knöchel	Schreck	Schonhaltung	Bluterguß abbauen
Unverträgliches Nahrungsmittel	Stimmungsschwankung	Haltungsveränderung aufgrund von Schmerz (Bauchkrämpfe)	Durchfall, Verstopfung, lymphatische Belastung
Psychisches Problem	gedrückte Stimmung	Schulterverspannung, Sache »bedrückt« mich	verlangsamte oder beschleunigte Verdauung, Sache »liegt mir im Magen«, »ich habe Schiß«

Beschwerden – Signale des Organismus

Gesundheit, der Zustand, in dem wir uns wohlfühlen, nehmen wir meist gar nicht bewußt zur Kenntnis. Unsere Wahrnehmung von Gesundheit beginnt eigentlich immer erst dann, wenn wir dabei sind, sie zu verlieren – wenn wir uns unwohl fühlen oder uns etwas wehtut. Solche gesundheitlichen Störungen können wir als Warnsignale unseres Organismus verstehen.

Der Beginn einer Erkrankung

Ist das Gleichgewicht zwischen Struktur, Stoffwechsel und Psyche (Triade) nachhaltig gestört, bekommen wir dies auf jeden Fall zu spüren. Entweder haben wir Schmerzen wie Kopf- oder Rückenschmerzen, fühlen uns allgemein unwohl oder wir bemerken eine Beeinträchtigung unseres geistig-seelischen Zustands wie Konzentrationsschwäche oder Gereiztheit. All dies können Hinweise auf gesundheitliche Störungen sein. Durch sie macht uns unser Organismus darauf aufmerksam, daß etwas nicht stimmt. Er ist so stark aus dem Gleichgewicht, daß er unsere Hilfe braucht, um wieder in die Balance zu kommen und gesund zu werden.

Gesundheit aus kinesiologischer Sicht   33

Unsere Mithilfe ist wichtig

Unsere Mithilfe besteht zum einen Teil in dem Willen, wieder
gesund zu werden. Sie kann ebenso die Bereitschaft beinhalten,
etwas im Leben zu verändern, das uns offensichtlich schadet. Das
können bestimmte Lebensumstände, also körperliche oder emotionale Stressoren sein, die uns durch ihr ständiges Einwirken (Dauerstreß) zuviel werden. Mit seinen Hinweisen gibt uns der Organismus auch eine Chance: Wir erkennen möglicherweise, wo wir
etwas falsch gemacht haben und können es ändern.

Bereitschaft zur Veränderung

Verdeutlichen wir uns den Sinn dieses Warnsystems mit Hilfe eines
Beispiels: Sie leiden in letzter Zeit verstärkt unter Schmerzen im
Nacken- und Schulterbereich. Das kommt daher, daß die Muskeln
dort ständig angespannt sind (Streß und seine Folgen, Seite 11).
Wie gehen Sie mit diesen Beschwerden um? Sie könnten sich einmal überlegen, ob es vielleicht einen Zusammenhang zwischen
Ihrem (beruflichen oder privaten) Alltag und diesen Beschwerden
geben könnte. Werden die Schmerzen vielleicht immer montags
wieder schlimmer, wenn Sie zur Arbeit müssen? Woran könnte
das liegen? Die schmerzende Körperstelle gibt Ihnen »Antwort«.
Sie ist der deutliche Hinweis darauf, daß Sie Ihren Schultern eine
zu große Last aufgebürdet haben; Sie haben sich zuviel Arbeit auf-
geladen oder Ihre Verantwortung wird Ihnen zuviel.

Der Körper als Ausdruck der Seele

Ihre körperlichen Beschwerden erfüllen also zunächst den Zweck,
Sie auf diese Überlastung hinzuweisen. Ihre Mitarbeit dabei, wieder
gesund (beschwerdefrei) zu werden, besteht darin, sich zu überlegen, was Sie über Gebühr belastet. In einem weiteren Schritt sollten
Sie versuchen, das Problem konstruktiv zu lösen: Sie arrangieren
sich mit den Kollegen oder wechseln eventuell sogar den Arbeitsplatz. Damit haben Sie den schädlichen Stressor ausgeschaltet.

Erste Schritte

Fassen wir zusammen: Gesundheit resultiert aus kinesiologischer
Sicht aus Gleichgewicht und Harmonie. Dabei bedeutet Harmonie, daß die drei Bereiche der Triade, also Struktur, Stoffwechsel
und Psyche, miteinander in Einklang stehen. Durch Stressoren
kann diese Harmonie gestört werden. Der Körper versucht dann,
das verlorengegangene Gleichgewicht wiederherzustellen
Gelingt dies nicht, weil der Stressor zu stark war, erkranken wir.

Was kann die Kinesiologie?

Nach dem Vorbild chinesischer Ärzte

Die Kinesiologie ist, wie bereits erwähnt, eine ganzheitliche Behandlungsmethode, die auf der chinesischen Energielehre beruht. Zwar sahen die alten chinesischen Ärzte ihre Aufgabe in der Behandlung von energetischen Störungen, von Unwohlsein, Beschwerden und Krankheit. Ihr Hauptanliegen war es jedoch, es gar nicht erst soweit kommen zu lassen – Vorsorge, Vorbeugung und Empfehlungen für eine gesunde Lebensführung machten den größeren Teil ihrer Arbeit aus. Ein besonderes Interesse hatten sie daran herauszufinden, auf welche Weise der Mensch mehr aus sich machen könnte. Sie beschäftigten sich intensiv mit Themen wie Lebensverlängerung, Selbsterkenntnis, Bewußtseinserweiterung, letztlich mit der allgemeinen Erhöhung des Energieniveaus eines Menschen.

Analog dazu beruhen die Methoden der Kinesiologie auf diesen chinesischen Vorstellungen von Gesundheit. Die Kinesiologie läßt sich in zwei Richtungen anwenden.

Behandlung von Beschwerden

● Mit ihrer Hilfe können Sie durch Streß hervorgerufene, energetische Störungen (Energieblockaden, die zu Unwohlsein und Beschwerden führen) im Organismus aufdecken und behandeln.

Entfaltung des eigenen Potentials

● Wenn Sie gesund sind, können Sie durch kinesiologische Methoden herausfinden, wie Sie Ihr Leben noch erfüllter gestalten, als Sie es möglicherweise bis heute tun. Sie lernen, klarer zu unterscheiden, was Ihnen bei der Entfaltung Ihres persönlichen Potentials (Ihrer geistigen oder körperlichen Fähigkeiten, Ihrer Lebensfreude, Ihrer Kommunikationsfähigkeit) im Wege steht oder förderlich ist.

■ Die Kinesiologie ist eine wirklich ganzheitliche Methode, da sie nichts ausschließt, sondern sich tatsächlich in allen Bereichen des Lebens anwenden läßt. Sie folgt damit dem alten chinesischen Grundsatz, daß Gesundheit erst dann hergestellt ist, wenn alles im Leben eines Menschen sich im Einklang, im energetischen Gleichgewicht befindet.

Kinesiologie in der therapeutischen Praxis

Kinesiologische Methoden werden von professionellen Behandlern sowohl zur Diagnose als auch zur Therapie verwendet. Mit Hilfe des Muskeltests, dem zentralen Instrument der Kinesiologie (Seite 39), können energetische Störungen (also Energieblockaden in den Meridianen) im Organismus des Patienten erkannt werden. Ferner gibt der Körper über die Reaktion bestimmter Muskeln Auskunft, ob ausgewählte Behandlungsmethoden (zum Beispiel die Manipulation von Reflexpunkten oder der Einsatz von Medikamenten) für den Organismus zuträglich sind oder nicht. Der Therapeut kann sich also mit Hilfe des Muskeltests an die richtige Behandlung von Beschwerden oder einer Krankheit herantasten.

Die Muskelreaktion gibt Auskunft

Das Handwerkszeug der kinesiologischen Therapeuten kann dabei ebenso vielseitig sein wie die Anzahl der therapeutischen Richtungen, die mit der Kinesiologie arbeiten: Ein Arzt oder Heilpraktiker wählt mit Hilfe der Kinesiologie beispielsweise die für seinen Patienten passenden Medikamente aus; der Pädagoge oder Lernberater ermittelt gezielt Übungen, die das Lernen fördern; der Psychologe kann mit Hilfe der Kinesiologie verborgene Gefühle eines Patienten aufdecken.

Anwendbar in vielen Berufen

Kinesiologie zur Selbsthilfe

Die Kinesiologie eignet sich, wie schon erwähnt, für die Selbsthilfe und für die Einschätzung der eigenen Lebenssituation. Denn mit Hilfe der Kinesiologie können Sie Ihre individuelle Streßbelastung erkennen und verringern.

● Sie helfen Ihrem Organismus, sein durch Streßeinwirkung gestörtes Gleichgewicht schneller wiederzufinden, und zwar in allen Bereichen Ihres Lebens. Dieses Gleichgewicht ist Voraussetzung für Gesundheit und Wohlbefinden. Nur im Gleichgewicht, in der Balance, können Sie Ihr körperliches und geistiges Potential voll entfalten.

Streßverminderung

Was kann die Kinesiologie?

● Sie lösen ebenfalls durch Streß hervorgerufene Energieblockaden in den Meridianen und sorgen damit für einen besseren Fluß der Lebensenergie in Ihrem Körper. Damit stärken Sie Ihre Selbstheilungskräfte und beugen Erkrankungen vor.

● Sie entdecken mit Hilfe des Muskeltests Ihre persönlichen Stressoren. So können Sie diese in Zukunft meiden und Ihre individuelle Streßbelastung niedrig halten.

Bitte beachten Sie

Die Kinesiologie ist kein »Spielzeug«

Die kinesiologischen Methoden sind zwar in allen Lebensbereichen und für jeden Menschen leicht anwendbar. Üben Sie dennoch sorgfältig und ernsthaft. Die Kinesiologie ist wie alle wissenschaftlich fundierten und bewährten Methoden kein »Spielzeug«. Nur in der korrekten Anwendung werden Sie Wirkung und Nutzen der Kinesiologie in Ihrem Leben erfahren können.

Dazu gehört auch, daß Sie nicht versuchen, chronische oder schwerere akute Beschwerden oder Erkrankungen ohne Rücksprache mit Ihrem Arzt selbst kinesiologisch zu behandeln! Im Zweifelsfall gehen Sie bitte immer zum Arzt! Seine Diagnose und Behandlung können Sie jedoch zu Hause mit Hilfe kinesiologischer Übungen unterstützen.

Das Besondere der Kinesiologie

Verbindung unterschiedlicher Methoden

Das Einzigartige der Kinesiologie ist, daß sie verschiedene Heilmethoden miteinander kombiniert und als zusätzliches Instrument den Muskeltest entwickelt hat. Die Akupressur und die Reflexzonen-Massage und die ihnen zugrunde liegende Lehre von der Lebensenergie beispielsweise sind chinesischen Ursprungs; Übungen, in denen Sie mit Ihrer Vorstellungskraft arbeiten (Visualisierungs-Techniken), sind bei allen Völkern der Erde zu finden; Erkenntnisse über die Funktion und die Zusammenarbeit unserer rechten und linken Gehirnhälfte stammen aus der Gehirnforschung; Übungen zur Integration unserer Gehirnhälften sind den natürlichen Bewegungsabläufen unseres Körpers entnommen; die

Das Besondere der Kinesiologie   37

wichtigen Aussagen über die Auswirkung von Streß auf den menschlichen Organismus wurden lange vor der Entdeckung der Kinesiologie gemacht.

In der Kinesiologie werden diese unterschiedlichen Methoden, Erkenntnisse und Beobachtungen auf einen sinnvollen und einfachen Zusammenhang zurückgeführt: Ist aufgrund von Streßeinwirkung der Energiefluß in einem Meridian beeinträchtigt, werden das mit dem Meridian verbundene Organ (auch das Gehirn ist ein Organ!) und der zugeordnete Muskel energetisch unterversorgt (Seite 8).

Der Grundsatz der Kinesiologie

Aus dieser Erkenntnis wurde die kinesiologische Methode des Muskeltestens entwickelt: Reagiert ein Muskel schwach, liegt ein Stressor vor; reagiert er stark, ist kein Stressor vorhanden. Woher der Streß stammt, ist einzig aus Ihrer persönlichen Lebenssituation zu erkennen! Welche Maßnahme, Übung oder Therapie Sie anwenden, um ihm zu begegnen, bleibt völlig Ihren Erfahrungen, Fähigkeiten und Neigungen überlassen!

Die Methode des Muskeltestens

■ Der kinesiologische Muskeltest ist also mit einer Lupe vergleichbar, unter die Sie alles legen können, um es schärfer zu sehen – um zu erkennen, ob es Ihre Lebensenergie schwächt oder stärkt. Wir stellen Ihnen in diesem Buch einige typische Übungen und Empfehlungen vor, mit deren Hilfe Sie Ihre Streßbelastung verringern können. Ziel ist, Ihre Fähigkeit zur Selbsthilfe zu steigern, Sie empfindsamer dafür zu machen, was Ihr Organismus braucht und was ihm schadet. Um dieses Ziel zu erreichen, genügen nur wenige Übungen, da sie ganzheitlich auf alle Bereiche Ihrer Gesundheit wirken.

Das Ziel der Kinesiologie

Kinesiologische Testmethoden

Muskeltest und Schaukeltest

Wir möchten Ihnen im folgenden zwei der wichtigsten kinesiologischen Testmethoden vorstellen: den Muskeltest und den Schaukeltest. Beide funktionieren nach demselben Prinzip. Es gibt noch eine Reihe weiterer Testmethoden, die aber für die Selbsthilfe kaum geeignet sind. Ihre Anwendung setzt eine längere Ausbildung an einem kinesiologischen Institut voraus (Seite 109).

Streß schwächt unsere Muskeln

Ein Beispiel

Wenn einer oder mehrere Stressoren gleichzeitig auf uns einwirken, reagieren unsere Muskeln anders als in entspanntem Zustand. Das können Sie an folgendem Beispiel sehen: Jemand hat Ihnen eine schlechte Nachricht zu überbringen. Er fordert Sie dazu auf, sich zu setzen. Würden Sie stehen, könnte es passieren, daß Sie vor Schreck in die Knie gehen. Daran sehen wir, daß sich Streß direkt auf den Zustand unserer Muskeln auswirkt. Auf äußere Reize (die schlechte Nachricht bedeutet emotionalen Streß) reagieren sie entweder stark oder schwach. Wenn wir also in die Knie gehen (schwach reagieren), liegt das daran, daß durch den Streßreiz der Energiefluß in dem Meridian, der mit den »Steh-Muskeln« verbunden ist, unterbrochen wird. Die Muskeln werden nicht mehr ausreichend mit Energie versorgt, um in gewohnter Weise zu funktionieren.

Unterversorgung der Muskulatur

Haben wir den Schreck, den die Nachricht uns verursachte, überwunden, fließt auch die Energie in dem Meridian wieder – wir können uns wieder hinstellen.

Weniger auffällig verhält es sich, wenn in unserem Alltag ständig schwache Stressoren auf uns einwirken. Oft sind sie uns kaum noch bewußt, dennoch beeinträchtigen sie die Energieversorgung in unseren Muskeln. Wer kennt es nicht, daß er sich nach einem arbeitsreichen Tag verspannt, wie ausgelaugt und zu körperlicher Bewegung (also Muskeltätigkeit) kaum noch in der Lage fühlt: Der Energiefluß ist an mehreren Stellen unterbrochen, der Organismus wird nicht mehr ausreichend mit Energie versorgt. Dabei müßte dem nicht so sein, wären wir uns der Stressoren jederzeit bewußt und würden ihre Wirkung von einer Situation zur anderen immer wieder ausgleichen. Wir würden den Energiefluß aufrechterhalten und wären abends noch frisch und unternehmungslustig!

Der Muskeltest

Unser Organismus reagiert »blind«

Wenn unseren Organismus etwas unter Streß setzt, läuft automatisch die Streßreaktion (mit Energieblockade und Muskelschwächung) in uns ab – einerlei, ob wir den Stressor absichtlich herbeigeführt haben oder wir ohne unseren Willen unter seinen Einfluß geraten sind. Wenn wir beispielsweise im Kino einen dramatischen Liebesfilm ansehen, laufen in uns ähnliche Vorgänge ab, wie wenn wir eine vergleichbare Dramatik in unserer wirklichen Beziehung erleben.
Diese Automatik in unseren Reaktionen (Vorherrschaft der AIZ im Gehirn, Seite 19), die

unseren gesamten Organismus umfaßt, macht man sich in der Kinesiologie mit Hilfe des Muskeltests zunutze: Ob wir wollen oder nicht – wenn uns etwas streßt, reagieren unsere Muskeln schwach; ohne Stressor bleiben unsere Muskeln stark. Durch den Muskeltest lassen sich also aus allen Bereichen unseres Lebens jene Faktoren ausfindig machen, die unsere Lebensenergie schwächen. Denn ein Stressor setzt durch die Energieblockade, die er hervorruft, immer unsere Lebensenergie herab. So können Sie sich beispielsweise durch Ihre tägliche Ernährung Streß zufügen oder Streß ersparen. Testen Sie also ein Nahrungsmittel und der Testmuskel reagiert schwach, können Sie davon ausgehen, daß dieses Nahrungsmittel für Sie ein Stressor ist. Ihr Körper verträgt es in diesem Moment nicht. Es bringt Ihren Stoffwechsel aus dem Gleichgewicht und stört dadurch die Harmonie in der Triade.
Oder Sie stellen sich während des Muskeltests Ihren Chef im Büro vor: Bleibt der getestete Muskel stark, haben Sie zu Ihrem Chef aller Wahrscheinlichkeit nach ein gutes Verhältnis; reagiert der Muskel schwach, können Sie sich ein-

Der Nutzen unserer automatischen Reaktionen

Künstliche Stressoren

Kinesiologische Testmethoden

mal überlegen, ob Sie gerne unter Ihrem Chef arbeiten oder ob allein schon die Beziehung zu ihm Sie unter Streß setzt.

■ Während der geschulte Kinesiologe gezielt verschiedene Muskeln prüft, um zu einer Diagnose zu kommen, beschränken wir uns hier darauf, lediglich einen Muskel, den Deltamuskel (am rechten oder linken Arm), zu testen.

Der Deltamuskel als »Indikator«

»Stellvertreter« für die gesamte Muskulatur

Über den Deltamuskel können wir beim Muskeltest den Körper direkt »fragen«, ob unsere Körperhaltung, ein bestimmtes Nahrungsmittel oder unsere Gefühle und Gedanken den Energiefluß in uns behindern. Dieser Muskel wird in der Kinesiologie »Indikatormuskel« genannt, weil er die Reaktion des Organismus auf einen Stressor stellvertretend für alle Muskeln des Körpers anzeigen kann. Prinzipiell wäre dazu jeder gesunde Muskel des Körpers geeignet, denn auf Streß reagieren alle Muskeln des Körpers. Der Deltamuskel ist aber besonders einfach zu testen. Normalerweise – also wenn kein möglicher Streßfaktor ins Spiel gebracht wird – reagiert dieser Muskel stark. Wenn der Deltamuskel durch einen von uns im Test künstlich herbeigeführten Einfluß (zum Beispiel ein Nahrungsmittel) geschwächt wird (also schwach reagiert), handelt es sich dabei um einen Stressor für unseren Organismus. Bleibt der Muskel im Test stark, so ist das Testobjekt mit Sicherheit kein Stressor und setzt unsere Lebensenergie nicht herab.

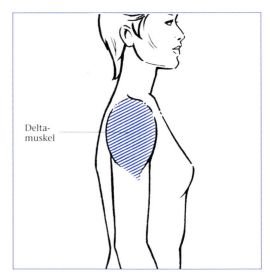

Der Muskel hat die Form eines Deltas, zieht sich über das Schultergelenk und ist verantwortlich für die Bewegung des Armes vom Körper weg. Er wird beim kinesiologischen Muskeltest bevorzugt als Indikator benutzt.

Der Deltamuskel gibt Auskunft darüber, ob ein Stressor vorliegt oder nicht.

Der Muskeltest

Die Technik des Muskeltestens

▶ Muskeltesten ist nicht schwierig. Allerdings brauchen Sie dazu einen Partner oder eine Partnerin und ein bißchen Übung. Sie können sich abwechselnd gegenseitig testen. Falls Sie keinen Partner zum Testen haben, können Sie alternativ mit dem Schaukeltest arbeiten (Seite 47). Wir gehen bei folgender Beschreibung davon aus, daß Sie sich von Ihrem Partner testen lassen.

• Stehen Sie aufrecht und entspannt. Ihr rechter Arm hängt locker nach unten.
Den linken Arm (der Testarm) halten Sie waagerecht ausgestreckt zur Seite, die linke Hand ist entspannt, die Handinnenfläche zeigt nach unten.
• Ihr Partner stellt sich nun vor Sie, so daß er bequem seine linke Hand auf Ihre rechte Schulter legen kann – damit stabilisiert er Ihre Testhaltung. Für den Muskeltest legt er seine rechte Hand mit der Handinnenfläche locker auf Ihren ausgestreckten linken Unterarm, und zwar auf die Stelle gleich hinter Ihrem Handgelenk (Foto unten).
• Mit dem Wort »Halten« bittet er Sie jetzt, Ihren Arm in der ausgestreckten Position zu halten, wobei er sofort nach dieser Aufforderung Ihren Arm ein bis zwei Sekunden lang leicht (!) und gleichmäßig, keineswegs ruckartig in Richtung Boden drückt. Sie versuchen, diesem Druck standzuhalten, indem Sie den Arm in der angegebenen Position halten.

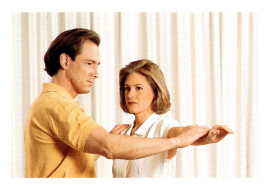

Der Partner drückt Ihren Arm leicht nach unten. Sie versuchen, dem Druck standzuhalten.

Bitte beachten Sie

Beim kinesiologischen Muskeltesten geht es (im Unterschied zum physiotherapeutischen Muskeltesten, bei dem die Kraft eines Muskels geprüft wird) nicht um Stärke. Unser Muskeltest ist keine Kraftübung! Vielmehr sollten Sie und Ihr Testpartner ein Gespür dafür entwickeln, wann der getestete Muskel »sperrt«, also dem Druck standhält, und wann er nachgibt.

Wann »sperrt« der Muskel?

PRAXIS

Kinesiologische Testmethoden

Welche Reaktionen gibt es bei diesem Test?

Bei richtig ausgeführtem Muskeltesten gibt es prinzipiell nur zwei mögliche Reaktionen:

1 Ihr Deltamuskel testet »stark«, hält also dem Druck stand. Das fühlt sich so an: In dem Moment, in dem der Druck ausgeübt wird, spüren Sie, wie der Muskel nach minimalem Nachgeben gleichsam einrastet. Er »sperrt«, und der Arm geht nicht weiter nach unten. Das heißt, Ihr Deltamuskel hat genügend Energie, er ist »angeschaltet«.

Der Muskel testet stark

2 Ihr Deltamuskel testet »schwach«. Sie können Ihren Arm nicht in der Ausgangsposition halten. Das kann sich auf verschiedene Weise äußern. Entweder läßt sich der Arm sofort leicht nach unten drücken oder er beginnt zu zittern. Daran zeigt sich, daß der Muskel zuwenig Energie hat. Er ist »abgeschaltet«. Wenn sich der Arm mehr als fünf Zentimeter nach unten bewegt, gilt der Muskel als schwach. Dann können Sie davon ausgehen, daß Sie sich im Augenblick unter dem Einfluß eines Stressors oder mehrerer Stressoren befinden, die

Der Muskel testet schwach

den Muskel in seiner Funktion beeinträchtigen. Deswegen ist der Muskel energetisch nicht voll versorgt.

Es läßt sich bis heute nicht eindeutig erklären, wie das Phänomen des »Abschaltens« (der Muskel testet schwach) beim Muskeltest zustande kommt. In der Kinesiologie gibt es folgendes Erklärungsmodell dafür: Bedeutet ein bestimmter Reiz (zum Beispiel ein Nahrungsmittel) für Ihren Körper Streß, ist das Gehirn nicht in der Lage, beide Reize (Nahrungsmittel und Muskeltest) gleichzeitig zu bewältigen. Es kann also nicht gleichzeitig der Muskel stark bleiben und auf den zusätzlichen Reiz (Nahrungsmittel) angemessen reagiert werden. Deshalb, so glaubt man, gibt der Muskel im ersten Augenblick nach. Er bekommt weniger Energie, und seine Reaktionsfähigkeit ist vermindert.

Eine mögliche Erklärung

Schwaches Testergebnis ohne Stressor

Wenn Sie den Muskeltest durchführen, ohne einen bestimmten Reiz oder Stressor austesten zu wollen, sollte Ihr Testarm beziehungsweise der getestete Deltamuskel immer stark reagieren. Falls lediglich beim Üben der Technik des Muskeltestens, ohne den Einfluß eines möglichen Stressors also, Ihr Testarm schwach reagiert, führen Sie den Test mit Ihrem rechten Arm durch. Üben Sie in gleicher Weise, nur seitenverkehrt, wie auf Seite 41 beschrieben. (Grundsätzlich können Sie sowohl den rechten als auch den linken Arm zum Muskeltesten einsetzen. Das Testergebnis wird davon nicht beeinflußt.)

Falls Sie auch mit dem rechten Arm »schwach« testen, üben Sie nochmals mit dem linken, dann – bei wiederholt schwacher Reaktion – wieder mit dem rechten Arm als Testarm. Wenn Sie immer wieder ein schwaches Testergebnis erhalten oder beim Testen Schmerzen im Muskel haben, sollten Sie einen kinesiologischen Therapeuten aufsuchen (Seite 109). Möglicherweise ist der Deltamuskel Ihrer beiden Arme durch eine organische Störung für das Testen nicht geeignet. Der Therapeut wird die Ursache finden und Ihre Muskeln durch eine besondere Behandlung testbar machen. Falls dies nicht gelingt, können Sie sich auch mit dem Schaukeltest behelfen (Seite 47). Mit ihm können Sie aber nur die Wirkung von Gedanken und Gefühlen testen.

Testen Sie beide Arme

Den Muskeltest üben

▶ Bevor Sie den Muskeltest einsetzen, um damit Stressoren zu erkennen, sollten Sie ein bißchen üben. Erst durch die Übung können sowohl Testperson als auch Testpartner ein Gespür für einen »starken« oder »schwachen« Deltamuskel entwickeln. Das erleichtert Ihnen die spätere Anwendung, und Sie werden bei der Interpretation des Testergebnisses sicherer. Wenn Sie die folgenden Testvorschläge aus allen drei Bereichen der Gesundheits-Triade einige Male durchmachen, werden Sie allmählich sensibler für die unterschiedlichen Reaktionsweisen des Deltamuskels:

● Psychischer Bereich (Seite 84) Denken Sie intensiv an eine für Sie angenehme Situation (beispielsweise an Ihren letzten Urlaub), während Ihr Partner den Muskeltest mit Ihnen durchführt. In der Regel reagieren Sie »stark«.

Dann denken Sie an eine unangenehme Situation (beispielsweise an ein ärgerliches Ereignis an Ihrem Arbeitsplatz oder an einen Zahnarztbesuch), und Sie werden feststellen, daß Ihr Deltamuskel beim Test »schwach« reagiert.

Gespür für das Testergebnis entwickeln

Denken Sie an eine unangenehme Situation

Kinesiologische Testmethoden

Testen Sie mit und ohne Stressor

● Stoffwechsel-Bereich (Seite 66)
Sie nehmen ein Stück Würfelzucker in den Mund und lassen sich testen. Wahrscheinlich reagiert Ihr Deltamuskel jetzt schwach.
Nehmen Sie den Zucker aus dem Mund und warten Sie eine Minute. Dann lassen Sie sich erneut testen. Ihr Deltamuskel sollte jetzt wieder stark sein. Wenn dies der Fall ist, können Sie sich gleich darauf mit einem Stückchen Obst im Mund (nicht kauen!) testen lassen. Auch jetzt sollte Ihr Deltamuskel auf jeden Fall stark testen. Warum?
Die Verarbeitung von isoliertem Zucker kostet unseren Organismus erhebliche Energie, in diesem Sinn ist er ein Stressor.

Obst dagegen liefert Energie in der Form, wie es unser Organismus gut vertragen kann (Seite 70).

● Struktureller Bereich (Seite 52)
Sie sitzen in leicht nach vorne gebeugter Haltung (mit krummem Rücken) auf einem Stuhl. Ihre Haltung sollte für Sie nicht bequem und entspannt, sondern verkrampft sein. Etwa so, als ob Sie eine schwierige Denkaufgabe zu lösen hätten. In dieser Haltung lassen Sie – am rechten oder linken Arm – Ihren Deltamuskel testen. Jetzt werden Sie wahrscheinlich ein schwaches Testergebnis erhalten. Die gebückte Haltung ist für den Körper anstrengend und erweist sich als Stressor.

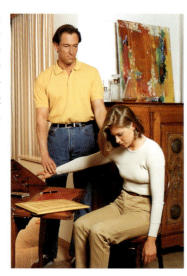

Der gebeugte Oberkörper bedeutet für Ihren Körper Streß – der Arm testet schwach.

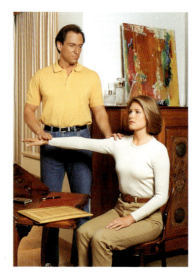

Aufrecht sitzend, befindet sich Ihr Körper im Gleichgewicht – der Arm testet stark.

PRAXIS

Der Muskeltest   45

Üben Sie mit verschiedenen Partnern

Wenn Sie die Möglichkeit haben, machen Sie die hier beschriebenen Muskeltests mit verschiedenen Partnern. So können Sie die von Mensch zu Mensch unterschiedlichen »schwach«-Reaktionen kennenlernen.

Lassen Sie anschließend Ihren Muskel testen, während Sie in aufrechter Haltung auf dem Stuhl sitzen (stellen Sie sich vor, Sie wären eine Marionette, die man mit einem oben am Kopf befestigten Faden nach oben zieht). Als Testergebnis erhalten Sie in der aufrechten Haltung mit ziemlicher Sicherheit einen starken Deltamuskel. Die aufrechte Haltung ist nämlich die für Ihren Körper natürliche und gesunde Haltung.

■ Wie in diesen Beispielen beschrieben, können Sie also bei einiger Übung mit Hilfe des Muskeltests feststellen, welche Einflüsse (beispielsweise Nahrungsmittel oder Gefühle und Gedanken) Ihre Lebensenergie herabsetzen, weil Sie für Ihren Organismus Stressoren sind.

Bitte beachten Sie

Der Muskeltest ist keine objektive Testmethode, sondern ein subjektives Testverfahren, weil die individuelle Wahrnehmung sowohl der Testperson als auch des Testpartners ins Ergebnis einfließen. Dies ist aber kein Argument gegen den Muskeltest. Er kann für Sie dennoch ein wichtiger Wegweiser sein. Er kann Ihnen die Richtung weisen, in die Sie auf dem Weg zur Balance von Körper und Seele, zu besserer Gesundheit und mehr Wohlbefinden gehen können.

Beachten Sie auch, daß das Ergebnis, das Sie beim kinesiologischen Muskeltest erhalten, eine augenblickliche Momentaufnahme Ihres körperlichen und seelischen Befindens ist. Testen Sie also einen möglichen Stressor nicht nur einmal, sondern sehen Sie, ob Ihr Organismus am nächsten Tag wieder »schwach« auf denselben Stressor (beispielsweise Würfelzucker) reagiert. Lassen Sie sich nicht durch ein einmaliges Testergebnis zu allgemeinen Schlußfolgerungen über Ihre persönliche Toleranz bestimmten Reizen gegenüber verleiten.

Der Muskeltest weist die Richtung

Kinesiologische Testmethoden

Muskel und Meridian: Ein praktisches Beispiel

▶ Wie Sie bereits wissen, stehen die Muskeln in Verbindung mit den Meridianen, den Energiebahnen im Körper (Seite 26). Eine Energieblockade im Meridian läßt sich im Muskeltest sichtbar machen – der Testmuskel reagiert schwach. Mit dem folgenden Test können Sie das gleich an sich selbst erfahren. Wir nehmen als Testmuskel wieder den Deltamuskel und als Meridian wählen wir das »Zentralgefäß« (Seite 27). Das Zentralgefäß ist der Meridian, der auf der Körpervorderseite in der Mittellinie des Körpers vom Schambein zum Kinn verläuft. Die Verlaufsrichtung der Energie ist von unten (Schambein) nach oben (Kinn). Sie brauchen für diesen Test wieder einen Partner oder eine Partnerin.

Der Muskeltest zeigt die Energieblockade an

1 Ihr Partner macht bei Ihnen zunächst den Muskeltest am Deltamuskel. Sie müßten normalerweise »stark« reagieren (falls nicht, Seite 42).

2 Lassen Sie den getesteten Arm anschließend locker nach unten hängen, und stehen Sie entspannt. Jetzt macht Ihr Partner folgendes: Er fährt mit der ausgestreckten rechten oder linken Hand direkt auf Ihrem Körper oder in circa einem Zentimeter Abstand von der Körperoberfläche das Zentralgefäß entlang, aber nicht von unten nach oben (in der Flußrichtung der Energie), sondern von oben nach unten. Ihr Partner führt diese Bewegung zügig aus.

Gleich darauf testet er wieder Ihren Deltamuskel. In der Regel reagiert der Muskel jetzt schwach.

Ihr Partner streicht am Zentralgefäß entlang nach oben oder unten. Damit stärkt oder schwächt er den Fluß Ihrer Lebensenergie.

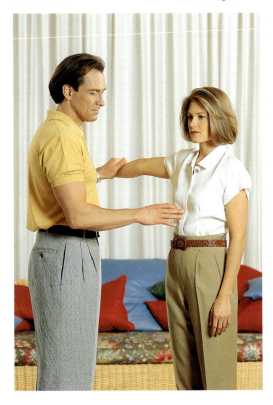

Was ist passiert? Das Entlangfahren am Zentralgefäß in der
falschen Richtung (die Energie
fließt im Zentralgefäß von
unten nach oben) ist für Ihren
Körper ein Stressor. Dies zeigt
sich in der »schwachen« Reaktion beim Muskeltest.

3 Nach etwa zehn Sekunden
testen Sie den Muskel noch
einmal (ohne vorherige Meri-
dian-Berührung). Ihr Körper
sollte inzwischen sein durch
den Stressor gestörtes Gleichgewicht wiederhergestellt haben –
der Deltamuskel müßte beim
Test jetzt wieder stark reagieren.
Falls Sie ein schwaches Testergebnis erhalten, streichen Sie
oder Ihr Partner mit der Hand
dreimal hintereinander den

**Anregung
des Energie-
flusses**

Zentralgefäß-Meridian zügig
entlang, diesmal in Richtung
des Energieflusses (also von
unten nach oben). Es ist egal,
ob Sie dabei den Körper
berühren oder wieder einen
kleinen Abstand einhalten. (Der
Meridian reagiert auch ohne
Körperberührung, weil er von
einem elektromagnetischen
Feld umgeben ist, das Sie mit
Ihrer Hand beeinflussen, Seite
27). Jetzt sollte Ihr Muskel wieder stark sein. Diese Übung
eignet sich ebenfalls dazu, ein
Gefühl für das »Abschalten« des
Deltamuskels zu entwickeln.

Der Schaukeltest

Der Schaukeltest ist die zweite
Möglichkeit des kinesiologischen Testens, die wir Ihnen in
diesem Buch vorstellen möchten. Den Schaukeltest können
Sie durchführen, wenn Sie ohne
einen Partner Ihre Muskelreaktion auf mögliche Stressoren
untersuchen möchten. Er ist
aber lediglich dazu geeignet,
emotionale Stressoren zu identifizieren. Mit dem Schaukeltest
können Sie keine Nahrungsmittel testen, sondern Sie nehmen mit seiner Hilfe wahr,
inwieweit innere Einstellungen,
Gedanken oder Gefühle für Sie
Stressoren sind. Beim Schaukeltest zeigt sich, daß Dinge, die
sich in Ihrem Kopf abspielen,
Haltung und Bewegungen Ihres
Körpers beeinflussen. Die Muskelreaktion auf verschiedene
mögliche Stressoren, die Sie mit
Hilfe des Armtests prüfen können, äußert sich im Schaukeltest durch bestimmte, muskulär
bedingte Veränderungen in
Ihrer Körperhaltung.

**Testen
ohne Partner**

*Die Technik des
Schaukeltests*

▶ Der Test wird Schaukeltest
genannt, weil wir hier das
Hin- und Herschaukeln unseres
Körpers beim Gedanken an

PRAXIS

Kinesiologische Testmethoden

Erspüren Sie die Schaukelbewegung Ihres Körpers

bestimmte Situationen oder Probleme erspüren. Richtung und Art der Schaukelbewegung geben uns Hinweise darauf, ob die Situation oder das Problem für uns ein Stressor ist oder nicht. Erwarten Sie aber bitte nicht, daß Ihr Körper heftig schwankt, während Sie den Schaukeltest ausführen. Es handelt sich vielmehr um winzige Bewegungen vor allem Ihres Oberkörpers, die für einen Zuschauer kaum wahrnehmbar sind.

Denken Sie an eine angenehme Situation

● Stellen Sie sich aufrecht und entspannt hin, schließen Sie die Augen und spüren Sie zunächst Ihren Körper, spüren Sie, wie Ihre Füße den Boden berühren. Konzentrieren Sie sich jetzt gedanklich auf eine Situation, die Ihnen angenehm ist. Das könnte ein Urlaubstag, ein schönes Wochenende oder etwas sein, das Sie gerne tun. Beobachten Sie dabei, wie Ihr Körper auf diese Vorstellung reagiert. Tendiert Ihr Oberkörper bei dem Gedanken an die angenehme Situation eher nach vorne oder haben Sie das Gefühl, Sie schaukeln leicht nach hinten oder zur Seite? Diese Schaukelreaktion ist bei jedem Menschen verschieden. Es könnte sein, daß Sie bei der angenehmen Vorstellung

spüren, wie Sie leicht nach hinten schaukeln, weil Sie mit dem Urlaubstab vor allem ein Zurücklehnen und Entspannen assoziieren. Aber auch die anderen beschriebenen Reaktionen können sich einstellen. Merken Sie sich genau, wie Sie auf die angenehme Vorstellung reagieren.

● Öffnen Sie Ihre Augen, erinnern Sie sich an Ihre Reaktionen während des Tests. Dann wiederholen Sie den Test. Schließen Sie wieder die Augen und spüren Sie zunächst Ihren Körper.

Denken Sie jetzt an eine für Sie unangenehme Situation. Das sollte eine Situation sein, die für Sie großen emotionalen Streß bedeutet, beispielsweise eine Prüfung oder eine Begegnung mit einem Menschen, vor dem Sie Angst haben. Achten Sie wieder genau darauf, in welche Richtung sich Ihr Oberkörper beim Gedanken an den Stressor bewegt. Spüren Sie einen Unterschied in Ihrer Körperreaktion? Vielleicht haben Sie jetzt das Gefühl zu erstarren oder Sie neigen sich leicht nach vorne.

Wenn es Ihnen schwer fällt, den Unterschied zu erspüren, unterbrechen Sie den Schaukeltest und machen eine kleine Pause. Entspannen Sie sich und

Erinnern Sie sich an Ihre Reaktionen

Der Schaukeltest

denken Sie an etwas anderes. Dann probieren Sie erneut; versuchen Sie dabei, möglichst locker zu bleiben.

Vielleicht fallen Ihnen andere positive und negative Situationen ein, die Sie mit dem Schaukeltest auf ihren Streßgehalt hin überprüfen können? Üben Sie ruhig ein bißchen, um Ihr Wahrnehmungsvermögen für verschiedene Stressoren zu schulen. Eine allgemeine Deutung verschiedener Reaktionen – wie dies beim Muskeltest der Fall ist – gibt es beim Schaukeltest nicht. Es geht einzig darum, den Unterschied in der Reaktion auf positive und negative Gedanken oder Gefühle genau wahrzunehmen. Der Unterschied gibt Ihnen Antwort darauf, was Sie streßt oder nicht.

Der Unterschied in den Schaukelbewegungen gibt Auskunft

■ Sie kennen nun das kinesiologische Instrumentarium, mit dessen Hilfe Sie Ihre persönliche Streßbelastung in den drei Bereichen der Gesundheit (Struktur, Stoffwechsel, Psyche) austesten können. In den folgenden Kapiteln bieten wir Ihnen dazu ausführliche Erläuterung und genaue Anleitung. Zudem möchten wir Ihnen einige Übungen vorstellen und Empfehlungen geben, wie Sie die Wirkung ausgetesteter Stressoren vermindern, vorhandene Energieblockaden lösen – um somit Ihr persönliches Potential besser nutzen zu können.

Vermindern Sie Ihre Streßbelastung

Bitte beachten Sie

Wenn Sie beim Muskel- oder Schaukeltest immer wieder feststellen, daß Ihnen der Streßabbau mit den im folgenden beschriebenen Übungen nicht gelingt, sollten Sie sich an einen kinesiologischen Therapeuten wenden.

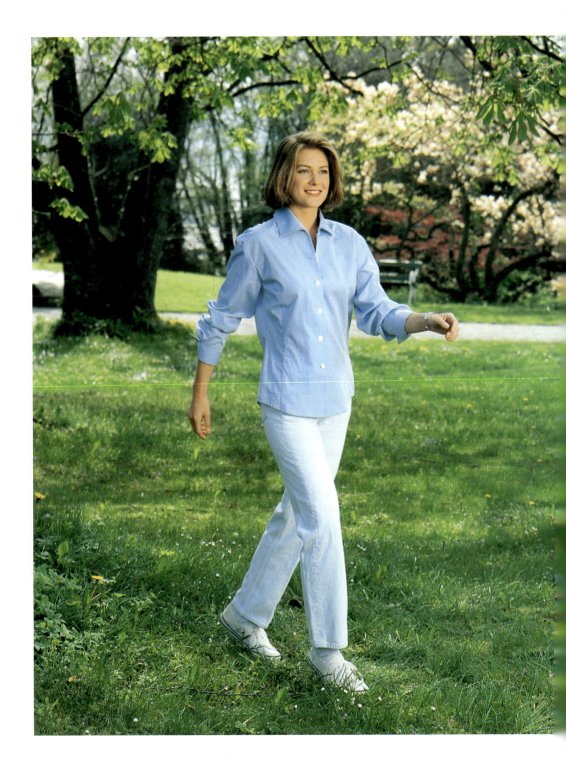

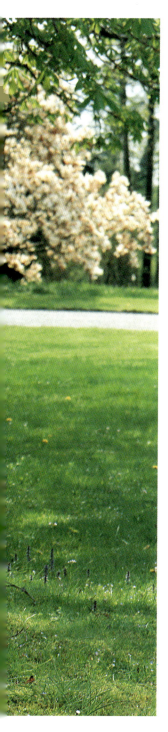

Bewegung ist Leben

Rückenschmerzen, Verspannungen, schmerzende Gelenke sind Störungen im strukturellen Bereich. Zu wenig Bewegung, falsche Haltung, aber auch psychischer Streß schlagen sich in unserem Bewegungsapparat nieder. Wir bewegen uns eingeschränkt, unsere Lebendigkeit ist vermindert. Die richtigen Übungen können helfen, das Gleichgewicht zwischen Körper und Psyche wiederherzustellen.

Der strukturelle Bereich

Zusammenspiel aller Bereiche

Die Struktur des Menschen – seine »bewegliche Form«, sein Bewegungsapparat – wird gebildet aus den Muskeln, Bändern, Sehnen, Knochen und Gelenken. Mit Hilfe dieser Struktur können wir uns bewegen und aufrecht halten. Sie ist einer von den drei Teilbereichen der kinesiologischen Triade. Alle drei Bereiche gelten in der Kinesiologie als gleichwertig. Ihr harmonisches Zusammenspiel innerhalb der »Funktionseinheit« Mensch ist entscheidend für Gesundheit und körperlich-seelisches Wohlbefinden. Durch den Einfluß von Stressoren kann diese Harmonie gestört werden – der Mensch ist aus dem Gleichgewicht. Das bekommen Sie in Form von gesundheitlichen Störungen zu spüren. Ist der Bewegungsapparat betroffen, können sich diese Störungen beispielsweise als Rückenschmerzen, Verspannungen im Nacken- oder Schulterbereich oder Spannungskopfschmerz zeigen.

Beschwerden, die jeder kennt

Folgen ständiger Anspannung

Wir alle leiden zunehmend darunter: Der Rücken tut weh, im Nacken spannt es, der Kopf schmerzt. Wir sehnen uns nach körperlicher Entspannung, können diesen Zustand aber nicht willentlich herbeiführen. So gern wir locker wären: Es geht nicht. Wir leiden unter den Folgen ständiger Anspannung, hervorgerufen durch Dauerstreß (Seite 12).
Wie wir wissen, werden unter Streßeinwirkung alle Kräfte im Körper für Flucht oder Kampf in den Muskeln mobilisiert. Und weil wir weder mit dem Prüfer kämpfen oder unseren Chef verprügeln noch aus der Prüfung davonrennen oder unseren Arbeitsplatz kündigen können, haben wir keine Möglichkeit, von der Anspannung zur Entspannung zu kommen. Wir bleiben verspannt und sind es noch, wenn bereits der nächste Stressor auf uns einwirkt – ein Teufelskreis.

Beschwerden, die jeder kennt

Die im strukturellen Bereich charakteristischen Beschwerdebilder sind also sehr häufig nicht organisch, sondern streßbedingt. Sie haben ihre Ursache aber oft auch in einer andauernd falschen Belastung des Bewegungsapparates. Die Anmut, Eleganz und Selbstverständlichkeit, mit der sich Naturvölker bewegen, führt uns »Zivilisationsgeschädigten« die eigenen Defizite krass vor Augen. Weil wir verkrampft sind, gehen wir irgendwie gebückt. Der aufrechte Gang kostet uns regelrecht Mühe. Unser Bewegungsapparat ist aus dem Gleichgewicht geraten.

Falsche körperliche Belastung

Die Sprache der Beschwerden

Beschwerden im strukturellen Bereich beeinflussen also Körperhaltung und Bewegungsfähigkeit. Wir sind eingeschränkt und nehmen diese Einschränkung zunächst vor allem körperlich wahr. In der Kinesiologie geht man immer davon aus, daß Beschwerden, in welchem Teil der Triade sie auch immer auftreten, ihre eigene Sprache sprechen. Gelingt es uns, diese Sprache richtig zu interpretieren, können wir der Lösung des damit angezeigten Problems ein Stück näher kommen.

Richtiges »Lesen« von Beschwerden

Ein Beispiel: Sie haben einen steifen Nacken und können den Kopf nicht mehr drehen. Die Muskulatur ist so verspannt, daß Sie Schmerzen haben. Vielleicht haben Sie sich erkältet. Wenn nicht, sollten Sie sich überlegen, welcher Streßfaktor in Ihrem Leben diese schmerzhafte Anspannung bewirkt haben könnte.

Ein Beispiel

Bedenken Sie dabei: In der Einheit Mensch können Beschwerden im strukturellen Bereich auch ein Hinweis auf negative innere Einstellungen (Psyche) sein. Gemeint sind damit Ihre geistige Haltung, Gefühle oder Überzeugungen. Könnte es vielleicht Angst sein, die Ihnen im Nacken sitzt – die Angst, die Arbeit nicht zu bewältigen, die Angst zu scheitern? Die Sprache des Körpers kann uns also auf ein Problem in unserem Leben hinweisen. Indem wir uns dieses Problem bewußt machen, können wir an seiner Bewältigung arbeiten. Dies genau ist der Sinn unserer Beschwerden.

■ Wenn wir uns also die Körpersignale im strukturellen Bereich genau anschauen, erfahren wir möglicherweise etwas über die Ursachen unserer Beschwerden. Wie das Beispiel zeigt, könnte der Grund für Beschwerden in einem der beiden anderen Bereiche

54   Der strukturelle Bereich

Die Struktur – ein Spiegel für Stoffwechsel und Psyche

der Gesundheits-Triade liegen. Das ist deshalb möglich, weil innerhalb der Einheit Mensch der strukturelle Bereich ein Spiegel für Stoffwechsel und Psyche ist: Sind wir bedrückt (Psyche), gehen wir gebückt (Struktur). Sind wir selbstsicher (Psyche), gehen wir aufrecht und tragen den Kopf hoch (Struktur). Verdauungsstörungen (Stoffwechsel), die sich beispielsweise als Bauchkrämpfe äußern, lassen uns eine verkrampfte Schonhaltung (Struktur) einnehmen.

Psychische Ursachen für körperliche Beschwerden

Die folgende Aufstellung kann Ihnen helfen, sich über die möglichen Ursachen mancher struktureller Beschwerden klar zu werden. Die Beispiele zeigen Ursachen, die im psychischen Bereich liegen:

Können Sie sich wiederfinden?

- Schmerzen im Fuß- oder Beinbereich: Wie komme ich im Leben voran, wie stehe ich zu einer Sache? Aufschlußreich sind auch Redensarten wie »auf rohen Eiern gehen« oder »keinen Standpunkt haben«. Könnte es sein, daß Sie für Ihr Verhalten oder Empfinden einer Sache gegenüber eine solche Formulierung verwenden? Achten Sie auf Ihre Ausdrucksweise. Sie kann Ihnen Hinweise geben.
- Probleme mit der Wirbelsäule: Trage ich zuviel mit mir herum? Muß ich Rückgrat beweisen? Bin ich überlastet?
- Schmerzen in den Armen, Händen: Wie soll ich handeln, greifen – be-greifen, fassen oder loslassen?
- Schmerzen im Nacken-, Schulterbereich: Warum bin ich angespannt, was sitzt mir im Nacken?

Was bedeuten Ihre Beschwerden?

Rückenschmerzen oder Verspannungen im Nacken- und Schulterbereich können also Streßsignale Ihres Körpers sein. Wenn Sie unter Beschwerden im strukturellen Bereich leiden, überlegen Sie einmal anhand dieser Aufstellung, was Ihre Beschwerden bedeuten könnten. Haben Sie Rückenprobleme, empfinden Sie vielleicht tatsächlich, daß Sie zuviel mit sich herumtragen. Stammt Ihre »Last« aus dem familiären oder beruflichen Bereich oder vielleicht sogar beides? Lassen Sie sich da oder dort zuviel aufbürden? Sind es konkrete Dinge, die Sie belasten, zum Beispiel ein Arbeitsplatzwechsel, oder hat sich in Ihnen die Überzeugung festgesetzt, es allen recht machen zu müssen. (Im Kapitel »Der psychische Bereich« erhalten Sie Vorschläge, wie Sie mit solchen mentalen Belastungen in Zukunft besser umgehen können, Seite 84)

Ungleichgewicht im Bewegungsapparat

Die Muskulatur bildet eine Einheit

Die Vorstellung von der Einheit umschließt in der Kinesiologie nicht nur die Triade der Gesundheit, sie gilt auch für den muskulären Teilbereich: Auch sämtliche Muskeln des Körpers bilden in sich eine Einheit. Deshalb genügt oft schon die Störung eines einzelnen Muskels (zum Beispiel durch eine Überlastung), um den gesamten Haltungs- und Bewegungsapparat aus dem Gleichgewicht zu bringen. Dies läßt sich am Beispiel einer Pendeltüre erklären.

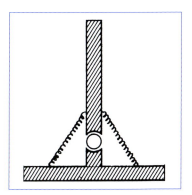 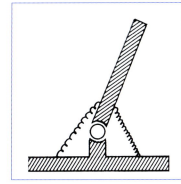

Eine Pendeltüre veranschaulicht das Zusammenspiel eines Muskelpaares: intakte Muskeln (links) = Gleichgewicht; geschwächter Muskel (rechts) = Ungleichgewicht.

Zwei gleich starke Federn (Muskeln) halten eine Pendeltüre im Ruhestand (Gleichgewicht) in der Mitte (links). Durch die Federn kann die Tür auch nach links oder rechts bewegt werden. Verliert nun eine Feder (der Muskel) an Spannung, befindet sich die Tür in Ruhestellung nicht mehr in der Mitte. Sie »verzieht« sich in Richtung der noch intakten Feder (rechts). Um die Türe wieder in die Mitte, ins Gleichgewicht zu bringen, nützt es nichts, an der zusammengeschrumpften, noch intakten Feder (Muskel) zu arbeiten. Man muß vielmehr die schwache Feder nachspannen oder ersetzen.

Das Beispiel mit der Pendeltüre läßt sich auf den menschlichen Körper übertragen:

Dieses Männchen würde unter Rückenschmerzen leiden. Denn die linke Muskelseite ist »schwach«. Sie entspricht der Feder, die an Spannung verloren hat. Dadurch wird ihre rechte Gegenseite (die

Der strukturelle Bereich

Ungleichgewicht im Bewegungsapparat durch einen geschwächten Muskel.

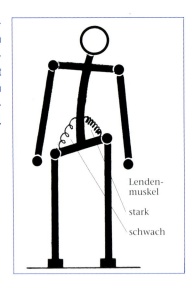

Lendenmuskel
stark
schwach

noch intakte Feder der Pendeltüre) zu stark. Sie verspannt sich und wird in bestimmten Bereichen schmerzhaft. Die Balance der beiden Muskelpartien ist gestört. Dadurch entsteht eine falsche Körperhaltung – die linke Schulter ist erhöht, das Becken steht schief.

Die Balance der Muskelpartien ist gestört

Hätte unser Männchen starke Schmerzen, wäre es ein Fall für den kinesiologisch geschulten Therapeuten. Er würde mit verschiedenen Muskeltests »schwache« Muskeln identifizieren und sie mit speziellen kinesiologischen Behandlungstechniken stärken. Die Muskeln des Männchens kämen wieder ins Gleichgewicht, der Schmerz würde allmählich nachlassen.

Auf den nächsten Seiten stellen wir Ihnen einige einfache kinesiologische Übungen vor, mit deren Hilfe Sie Ihren Bewegungsapparat – auch ohne einen Therapeuten – wieder ins Gleichgewicht bringen können.

Den Bewegungs-apparat ausgleichen

Wie wir gesehen haben, ist auch der Bewegungsapparat in sich eine Einheit. Bringen wir ihn ins Gleichgewicht, erreichen wir dabei eine umfassende Wirkung auf alle seine Muskeln.

Die Überkreuz-bewegung

Eine Übung, mit der Sie das Gleichgewicht im Bewegungs-apparat wiederherstellen können, ist die Überkreuzbewegung. Mit Hilfe dieser Übung (und einigen Variationen davon) erzielen Sie eine umfassend entspannende Wirkung im gesamten strukturellen Bereich. Egal, wo sich Ihre Beschwerden zeigen (Rücken, Schultern, Nacken, Kopf), die Überkreuzbewegung ist ein geeignetes Instrument, dagegen anzugehen.

Umfassende Wirkung

Was bei der Überkreuz-bewegung geschieht

Sinn der Überkreuzbewegung ist, die linke und rechte Gehirn-hälfte gleichzeitig zu aktivieren. Das geschieht durch die gleich-zeitige gegengleiche Bewegung von Armen und Beinen. Schon seit längerem ist wissenschaft-lich erwiesen, daß die linke Gehirnhälfte die Bewegungen unserer rechten Körperhälfte steuert, die rechte Gehirnhälfte jene der linken Seite. Bekannt ist auch, daß bei den meisten Menschen eine Gehirnhälfte (in der Regel die linke) stärker aktiv ist als die andere (die meisten Menschen sind Rechtshänder). Werden nun gleichzeitig linkes Bein und rechter Arm bewegt (und umgekehrt), müssen beide Gehirnhälften zugleich und gleich stark aktiv sein. Sind beide Gehirnhälften gleichzei-tig aktiv, wird in der Folge die gesamte Muskulatur sowohl der linken als auch der rechten Kör-perhälfte, vor allem die Musku-latur der Wirbelsäule, gleich-mäßig mit Energie versorgt. Beide Muskelbereiche bleiben im kinesiologischen Sinne gleich stark. Sie werden nicht einseitig belastet, sondern kön-nen sich das Gleichgewicht hal-ten (Pendeltüre, Seite 55).

Unterschiedliche Aufgaben der Gehirn-hälften

Gleich-mäßige Versorgung mit Energie

PRAXIS

Den Bewegungsapparat ausgleichen

Eine einseitige Belastung, die zu schmerzhaften Verspannungen führen kann (Männchen mit falscher Körperhaltung, Seite 56), wird so vermieden.

Die durch die Überkreuzbewegung angeregte Zusammenarbeit (Integration) der rechten und linken Gehirnhälfte hat aber nicht nur Auswirkungen auf die Muskulatur. Über die gegengleichen Körperbewegungen werden nicht nur jene Teilbereiche im Gehirn aktiviert, die eben unsere Bewegungen steuern. Vielmehr werden alle Bereiche der rechten und linken Gehirnhälfte angeregt. Bei den meisten Menschen ist die linke Gehirnhälfte zuständig für analytisches, logisches Denken; die rechte Hemisphäre dagegen für ganzheitliches Denken und Kreativität. Arbeiten beide Gehirnhälften zusammen, sind wir in der Lage, unser gesamtes geistiges Potential (analytisch und kreativ) auszuschöpfen. Sind rechte und linke Gehirnhälfte dagegen nicht integriert (unter Streß beispielsweise), stehen uns unsere geistigen Fähigkeiten nicht voll zur Verfügung.

Geistige Fähigkeiten werden angeregt

Zusammenarbeit beider Gehirnhälften

■ Mit Hilfe der Überkreuzbewegung kommen wir immer mehr in die Lage, unser gesamtes

Potential besser nutzen zu können – sowohl unser körperliches als auch unser geistig-seelisches Potential.

Probieren Sie die Übung einmal aus, wenn Sie in einem Problem steckengeblieben sind oder sich nur schlecht konzentrieren können. Falls Ihre Konzentrationsstörung keine andere Ursache hat, könnte es sein, daß Ihnen durch diese Übung der Geistesblitz kommt, auf den Sie gewartet haben.

Die einfache Überkreuzbewegung

▶ Die einfache Überkreuzbewegung folgt dem natürlichen Bewegungsmuster unseres Körpers. Wenn wir gehen, schwingen wir normalerweise rechtes Bein und linken Arm, linkes Bein und rechten Arm nach vorne. Auch ein sich normal entwickelndes Baby übt in der Krabbelphase die Überkreuzbewegung ganz von selbst ein, indem es Arme und Beine immer gegengleich nach vorne bewegt.

Mit der Überkreuzbewegung haben Sie nicht nur ein einfaches und wirkungsvolles Instrument, schmerzhafte Verspannungen im Bewegungsapparat aufzulösen oder ihnen vorzubeugen. Sie steigern darü-

Natürlicher Bewegung abgeschaut

Die Überkreuzbewegung

PRAXIS 59

...ber hinaus auch Ihre geistigen Fähigkeiten.

Zwei Variationen

Die einfache Überkreuzbewegung können Sie in zwei Variationen ausführen: Wenn Sie zu Hause sind, üben Sie mit gestreckten Armen und Beinen; wenn Sie im Freien unterwegs sind (bei einem Spaziergang zum Beispiel) gehen Sie in schwungvollem Rhythmus Ihrer sich überkreuz bewegenden Arme und Beine.

- Stellen Sie sich zunächst aufrecht und entspannt hin. Schwingen Sie nun gleichzeitig den linken Arm und das rechte Bein ausgestreckt locker nach vorne und kommen wieder zurück in den Stand. Gleich darauf schwingen Sie gleichzeitig den rechten Arm und das linke Bein nach vorne und wieder zurück. Ihr Blick bleibt entspannt nach vorne gerichtet. Diese Bewegung ähnelt dem »Soldatenschritt«, nur daß Sie sich dabei auf der Stelle bewegen.

Auf der Stelle marschieren

Kreuzen Sie im Wechsel Arme und Beine mindestens 20mal.

- Spazierengehen und die Arme locker (gegengleich!) »schlenkern«: Das ist einfach, unauffällig und im Freien jederzeit anwendbar. Schöner wäre es natürlich, in einer Naturlandschaft zu spazieren. Die Überkreuzbewegung läßt sich aber ebensogut in einer Fußgängerzone machen. Vielleicht versuchen Sie's mal in der Mittagspause. Achten Sie darauf, daß Sie die Hände nicht in die Mantel- oder Jackentasche stecken, die Arme müssen mitbewegt werden.

Führen Sie die Überkreuz-Übung nach Möglichkeit drei- bis viermal täglich durch. Die Tageszeit spielt dabei keine Rolle. Am besten beziehen Sie die Übung in Ihren Tagesablauf ein: Beginnen Sie morgens gleich nach dem Aufstehen. In der Mittagspause können Sie die Übung im Büro oder zuhause wiederholen. Abends üben Sie, bevor Sie Ihren Feierabend genießen.

Üben Sie mehrmals am Tag

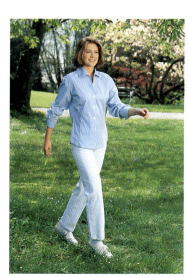

Die Überkreuzbewegung beim Spazierengehen. Schwingen Sie locker Arme und Beine.

PRAXIS
Den Bewegungsapparat ausgleichen

Wenn die Überkreuzbewegung schwerfällt

Es ist möglich, daß es Ihnen schwerfällt, die Überkreuzbewegung zu machen. Das kann daran liegen, daß Sie in dem für Streß typischen Bewegungsmuster gefangen sind. Denn unter Streß haben wir die Tendenz, uns homolateral (gleichseitig) fortzubewegen. Wir aktivieren dabei erst die rechte, dann die linke Körperhälfte: Der linke Arm bewegt sich zusammen mit dem linken Bein, der rechte Arm zusammen mit dem rechten Bein. Das sieht komisch aus, denn normalerweise, wenn wir also nicht unter Streß stehen, bewegen sich Arme und Beine gegengleich (wie beim entspannten Spazierengehen). Zwingen Sie sich nicht, die Überkreuzbewegung zu machen, wenn sie Ihnen im Moment schwerfällt und Sie das Gefühl haben, sie nur mit äußerster Konzentration zu schaffen. Dadurch machen Sie sich nur noch mehr unnötigen Streß. Helfen Sie sich lieber mit einem Trick: Summen oder singen Sie, während Sie die Überkreuzbewegung üben. Überlassen Sie sich dabei ganz Ihrem Bedürfnis – singen Sie laut und kräftig oder summen Sie leise vor sich hin.

Bewegung unter Einfluß von Streß

Zwingen Sie sich nicht

Die Überkreuzbewegung mit Summen

Üben Sie die Überkreuzbewegung, wie auf Seite 58 beschrieben. Gleichzeitig singen Sie ein Lied oder summen eine Melodie. Sie müssen selbst singen oder summen, Musik hören allein genügt nicht.
Durch das Summen aktivieren Sie den Bereich im Gehirn, der für das Zusammenspiel der unbewußten Bewegungsabläufe mitverantwortlich ist. Sie finden dadurch aus Ihrem streßbedingten Bewegungsmuster (homolateral) in eine gelöste, natürliche Bewegung zurück: Bewegung und Musik ist schließlich Tanz. Durch diesen Trick »lernt« Ihr Körper wieder, die Überkreuzbewegung als normal zu akzeptieren.

Unbewußte Prozesse werden beeinflußt

Ein Tip:

Gewöhnen Sie sich an, bei der Überkreuz-Übung grundsätzlich immer zu summen oder zu singen. Dann erreichen Sie garantiert die erwünschte Wirkung.

Variationen der Überkreuzbewegung

▶ Die Überkreuzbewegung läßt sich leicht abwandeln. Hier einige Vorschläge, wie Sie den strukturellen Bereich ebenso

Die Überkreuzbewegung

gut ins Gleichgewicht bringen können. Die Anzahl der Bewegungen ist bei allen Varianten gleich, also 20- bis 30mal kreuzen. Üben Sie drei- bis viermal täglich.

● Stellen Sie sich aufrecht und entspannt hin. Jetzt ziehen Sie das rechte Bein angewinkelt zum Körper, den linken Arm schwingen Sie locker nach vorne. Wieder im Stand ziehen Sie das linke Bein hoch und schwingen den rechten Arm nach vorne. Sie marschieren gleichsam auf der Stelle.

● Statt nach vorne machen Sie die Überkreuzbewegung mit Armen und Beinen zur Seite: Sie schlenkern gleichzeitig den rechten ausgestreckten Arm

Ziehen Sie abwechselnd das rechte Knie zum linken Ellbogen, das linke Knie zum rechten Ellbogen.

Schwingen Sie gleichzeitig den rechten Arm nach rechts, das linke Bein nach links - und umgekehrt.

nach rechts, das linke ausgestreckte Bein nach links – und umgekehrt.

● Führen Sie im Stehen den rechten Ellbogen zum linken Knie, den linken Ellbogen zum rechten Knie. Dabei müssen Sie Arme und Beine anwinkeln: Ellbogen und Knie bewegen sich aufeinander zu.

Diese Variante ist günstig, falls Sie im Lendenwirbel- oder Beckenbereich verspannt sind.

● Überkreuzen im Sitzen: Diese Übung können Sie sogar im Flugzeug, bei Sitzungen oder im Büro machen, um wieder locker und konzentriert zu werden. Sie sitzen aufrecht. Ihre rechte Hand liegt mit der Handinnenfläche nach unten auf dem rechten Oberschenkel, die linke

Günstig bei Verspannung im Beckenbereich

PRAXIS

Den Bewegungsapparat ausgleichen

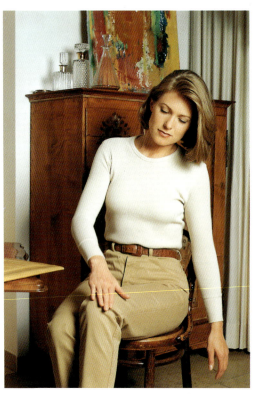

Die Überkreuzbewegung im Sitzen: Führen Sie abwechselnd die rechte Hand zum linken Knie, die linke Hand zum rechten Knie. Heben Sie das Knie jeweils leicht an.

Hand auf dem linken Oberschenkel.
Jetzt treten Sie abwechselnd mit beiden Beinen leicht auf der Stelle, wobei Ihre Hände immer gegengleich den Oberschenkel kurz antippen (also rechter Oberschenkel – linke Hand, linker Oberschenkel – rechte Hand).

■ Mit der Überkreuzbewegung und ihren Varianten haben Sie ein einfaches und sicheres Mittel, Beschwerden im strukturellen Bereich zu lindern oder langfristig vorzubeugen. Wenn die Muskelpartien der linken und rechten Körperhälfte gleichmäßig arbeiten, entlastet dies auch die Wirbelsäule. Die Überkreuzbewegung ist deshalb eine einfache Wirbelsäulengymnastik.
Suchen Sie sich die Überkreuz-Übung aus, bei der Sie sich am wohlsten fühlen. Sie muß leicht für Sie auszuführen sein und darf nicht wehtun. Sie können die Übung zu jeder Zeit, schon morgens nach dem Aufstehen, und an jedem Ort ausführen.

Bitte beachten Sie

Falls Sie über längere Zeit hinweg Beschwerden im Bewegungsapparat haben, sollten Sie auf jeden Fall einen Therapeuten aufsuchen. Die Überkreuzbewegung kann aber eine hilfreiche Ergänzung seiner Behandlung sein. Wenn Sie darauf achten, sich nicht zu einer schmerzhaften Bewegung zu zwingen, können Sie sich damit auf keinen Fall schaden. Nützen Sie vorsichtig Ihren schmerzfreien Bewegungsradius aus, er wird nach und nach größer, wenn Sie regelmäßig üben.

Gehen Sie zum Therapeuten

Möglichkeiten körperlicher Bewegung

Zusätzlich zu den beschriebenen Überkreuzbewegungen können Sie Ihren Bewegungsapparat dadurch ins Gleichgewicht bringen, daß Sie sich einfach mehr bewegen, als Sie es möglicherweise bis heute tun. Körperliche Bewegung stärkt nicht nur die organischen Funktionen Ihres Organismus, sondern trägt auch viel zu Ihrer geistig-seelischen Entspannung bei.

Welche Art von körperlicher Bewegung die richtige für Sie ist, können Sie nur selbst herausfinden. Es muß nicht unbedingt ein Sport sein, den Sie ausüben. Auch durch ausgiebiges Spazierengehen oder durch Gartenarbeit können Sie Unstimmigkeiten in Ihrem Bewegungsapparat ausgleichen.

Beachten Sie einige Regeln

Einige allgemeingültige Regeln sollten Sie beachten, was immer Sie auch tun:

● Muten Sie sich, wenn Sie körperliche Belastungen nicht mehr gewohnt sind, nicht zuviel auf einmal zu. Beginnen Sie langsam. Sie werden feststellen, daß Ihre Belastbarkeit zunimmt, wenn Sie sich regelmäßig bewegen.

● Auch ist es wichtig, daß Sie jede Art von Ehrgeiz oder Leistungsdenken hintanstellen, denn das würde für Sie zusätzlichen Streß bedeuten und die positive Wirkung der körperlichen Bewegung schmälern.

Bewegung ohne Ehrgeiz

● Lassen Sie keine zu langen Pausen zwischen Ihren Aktivitäten. Wenn Sie sich für drei Stunden an einem Tag in der Woche verausgaben, die übrigen Tage aber nichts tun, hat dies eher nachteilige Wirkungen auf Ihren Organismus. Das Minimum wäre, den Körper an drei Tagen pro Woche für etwa eine halbe Stunde zu belasten.

Im kinesiologischen Sinn günstige Bewegungsmöglichkeiten sind:
Seilspringen, wie ein Hampelmann hüpfen, auf der Stelle laufen, Treppensteigen, Gymnastik, Jogging, Langlauf-Ski, Rudern, Gehen, Radfahren, Schlittschuh-Laufen, Schwimmen.

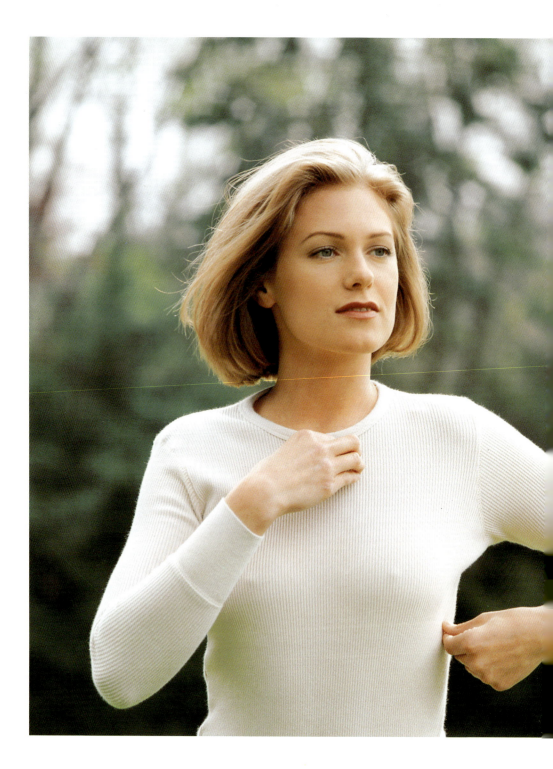

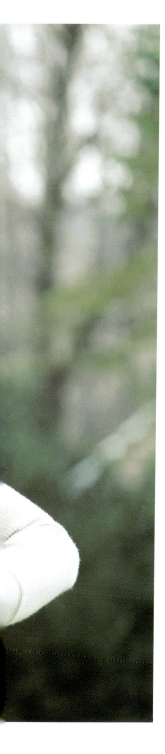

Essen und genießen – aber richtig

Nicht nur Störungen im Bewegungsapparat können unseren Organismus unter Streß setzen. Auch eine falsche Ernährung oder bestimmte Nahrungsmittel, die wir nur schlecht vertragen, bedeuten für uns Streß. Mit Hilfe des Muskeltests können Sie herausfinden, welche Nahrung für Sie am besten geeignet ist und Ihr Energieniveau erhöht.

Der Stoffwechsel-Bereich

Verwertung von Nahrung

Als Stoffwechsel bezeichnet man die Vorgänge im Körper, die mit der Verwertung und Ausscheidung unserer Nahrung zu tun haben. Der Stoffwechsel ist (neben Struktur und Psyche) eine der drei Säulen unserer Gesundheit. Ist er durch den Einfluß von Stressoren aus dem Gleichgewicht gekommen, kann sich das in Form von Verdauungsstörungen zeigen. Die Harmonie in der Triade ist gestört, wir fühlen uns nicht wohl.

Falsche Ernährung schwächt die Lebensenergie

Was wir essen und wieviel, ist entscheidend für Wohlbefinden und Gesundheit. Aber nicht nur das: Durch eine gezielte Auswahl unserer Nahrung können wir auch das Energieniveau im Körper beeinflussen.

In der klassischen Ernährungswissenschaft wird die Nahrung vor allem nach zwei Kriterien bewertet: zum einen nach ihrem Nährwert (Kalorien), zum anderen nach den Inhaltsstoffen (Vitamine, Mineralstoffe, Eiweiß, Fett und Kohlenhydrate), die sie liefert. Diesen ernährungswissenschaftlichen Bewertungskriterien wird in der Kinesiologie ein weiteres hinzugefügt: Entscheidend für die Güte unserer Nahrung ist nicht nur, was sie an Nährwert und Inhaltstoffen enthält. Ebenso wichtig ist, ob sie dem Körper Lebensenergie liefert oder ihn Lebensenergie kostet. Genau dies läßt sich mit Hilfe des Muskeltests feststellen. Einzelne Nahrungsmittel werden nach einem bestimmten Schema getestet. Dabei zeigt es sich, daß nicht alle Testpersonen auf dasselbe Nahrungsmittel (beispielsweise eine rohe Karotte) gleich reagieren: Der eine reagiert darauf vielleicht mit einem schwachen Indikatormuskel, ein anderer mit einem starken. Die schwache Reaktion auf ein Nahrungsmittel würde in diesem Beispiel eine Herabsetzung der Lebenser-

Die kinesiologische Sicht unserer Ernährung

Jeder Mensch reagiert anders

Falsche Ernährung schwächt die Lebensenergie

gie bedeuten. Die Karotte wäre – im Moment jedenfalls – ein Stressor für die Testperson.

Während Ihnen nach der klassischen Ernährungslehre auf jeden Fall zu einer rohen Karotte als einem gesunden Nahrungsmittel geraten würde, gilt das für die Ernährungslehre innerhalb der Kinesiologie so uneingeschränkt nicht. Hier können Sie mit Hilfe des Muskeltests eine ganz individuelle, auf Ihre momentane körperliche und seelische Verfassung abgestimmte »Diät« ermitteln. Der Vorteil liegt auf der Hand: Sie meiden Nahrungsmittel, die für Ihren Körper in einer bestimmten Phase Stressoren sein können und erhalten somit Ihre Lebensenergie.

Bestimmen Sie Ihre individuelle »Diät«

■ Die Ernährung hat in der Kinesiologie einen besonderen Stellenwert. Er erklärt sich zum einen aus der bereits erwähnten energetischen Beurteilung von Nahrungsmitteln. Zum anderen daraus, daß man in der therapeutischen Arbeit erkannt hat, wie leicht der Stoffwechsel und damit auch die zwei anderen Bereiche der Gesundheits-Triade – Struktur und Psyche – durch ungeeignete Ernährung (also solche, die die Lebensenergie herabsetzt) aus dem Gleichgewicht kommen.

Welche Ernährung schwächt Ihren Organismus?

Für einen gesunden Stoffwechsel und die Harmonie in der Triade ist entscheidend, was Sie essen. Nahrungsmittel, die Sie nicht vertragen, können Ihren Stoffwechsel aus dem Gleichgewicht bringen. Sie bedeuten für Ihren Körper Streß, auf den er möglicherweise mit Verdauungsstörungen reagiert.

Um herauszufinden, welche Nahrungsmittel Ihnen guttun und welche nicht, verwenden Sie den Muskeltest. Am Testergebnis können Sie erkennen, ob ein spezielles Nahrungsmittel Sie im Moment streßt und Ihre Lebensenergie herabsetzt. Sie wissen dann, was Sie vorläufig von Ihrem Speiseplan streichen sollten. Ergänzend können Sie die in diesem Kapitel beschriebenen kinesiologischen Übungen anwenden, um Ihrem Körper zu helfen, seinen Stoffwechsel schnell wieder auszubalancieren, falls er aus dem Gleichgewicht geraten ist.

Bausteine eines gesunden Stoffwechsels

Verdeutlichen wir uns die Stoffwechselvorgänge im Körper mit Hilfe eines Bildes: Stellen Sie sich Ihren Organismus als Motor vor. Um zu laufen, also um Energie zu erzeugen, braucht er Brennstoff. Dieser Brennstoff ist unsere Nahrung. Geben Sie einem Motor das falsche Benzin, läuft er nicht mehr. Ebenso ist es für unseren Organismus schädlich, wenn wir regelmäßig die falschen Nahrungsmittel zu uns nehmen. Soll er reibungslos funktionieren, braucht er den richtigen Brennstoff.

Der Organismus braucht den richtigen »Brennstoff«

Ebenso braucht unser Körper bestimmte Substanzen, die er in einem Verwertungs-Kreislauf der Nahrung entzieht, um sich am Leben zu erhalten. Dieser Kreislauf heißt Stoffwechsel: Die Nahrung wird im Körper verwertet und in die lebensnotwendigen Stoffe aufgespalten. Das sind beispielsweise Eiweiße, Fette, Kohlenhydrate, Vitamine, Spurenelemente und Mineralien. Aufnahme, Verwertung und Ausscheidung sind die Bausteine eines gesunden Stoffwechsels.

Warum sollten Sie zu sich selbst weniger nett sein als zu Ihrem Auto? Wählen Sie den richtigen »Brennstoff« für Ihren Organismus. Eine Kost, die, sowohl unter dem Energie- als auch unter dem Nährwert betrachtet, vollwertig ist, kann Ihnen helfen, gesund und fit zu bleiben. Keine Angst, da ist auch noch Platz für Genußmittel. Auf die Menge kommt es an, wie Sie gleich sehen werden.

Gesund durch vollwertige Ernährung

Ein Tip:

Außer mit der Nahrung beeinflussen Sie Ihren Stoffwechsel auch durch Bewegung positiv oder negativ. Bewegung aktiviert den Stoffwechsel, Bewegungsmangel verlangsamt ihn. Gehen Sie häufig an die frische Luft. Bedenken Sie: Der kürzeste Weg zur Gesundheit ist der Fußweg!

Ungleichgewicht im Stoffwechsel

Es ist einfach, den Stoffwechsel aus dem Gleichgewicht zu bringen. Das schaffen wir auf jeden Fall, wenn wir ständig »sündigen«: Wir schlecken, um uns das Leben zu »versüßen«, mit zuviel Kaffee gleichen wir unser Energie-Defizit aus und so manchen Frust spülen

Bausteine eines gesunden Stoffwechsels

wir mit einem guten Tropfen hinunter. Wir sitzen zuviel und bewegen uns zuwenig. Die Folgen davon können sein: Verdauungsstörungen (Völlegefühl, Sodbrennen, Blähungen, Verstopfung, Durchfall) und eine chronische Schlaffheit (ein Mangel an Lebensenergie), gegen die anscheinend kein Kraut gewachsen ist. Unser Stoffwechsel ist aus dem Lot. Damit ist auch die Harmonie innerhalb der Triade gestört.

Folgen von Stoffwechselstörungen

Ein Beispiel Ein Beispiel: Es ist einer jener Tage, an denen wir ziemlich unter Druck stehen. Unser Quantum an psychischem (emotionalem) Streß ist groß. In dieser Situation essen wir ein Stück Kuchen (Zucker und Weißmehl setzen, im Muskeltest erkennbar, bei den meisten Menschen die Lebensenergie herab), trinken ständig Kaffee und bekämpfen den Hunger mit Süßigkeiten. Ohne uns der Ursache bewußt zu sein, haben wir plötzlich schlechte Laune (Psyche). Wir bekommen vielleicht Magendruck (Verdauungsstörung: Der Stoffwechsel ist aus dem Gleichgewicht) und verändern deshalb unsere Haltung (Struktur). Zu allem Überfluß leiden wir am nächsten Tag auch noch an Verstopfung (Stoffwechsel). Daran sind nicht allein Kuchen und Süßigkeiten schuld. Vielmehr waren sie der Tropfen, der das »Streß-Faß« an diesem Tag zum Überlaufen brachte: Zuviele Stressoren auf einmal (emotionaler Streß und Ernährungsfehler) haben das Gleichgewicht innerhalb der Triade gestört. Unsere Ernährung ist also in der Lage, nicht nur den Stoffwechsel, sondern den ganzen Menschen (Triade) aus dem Gleichgewicht zu bringen. Sehen wir uns nun einmal genau an, was wir eigentlich essen.

Die Ernährung beeinflußt den ganzen Menschen

Nahrung kinesiologisch betrachtet

Wie bereits erwähnt, wird in der Kinesiologie unsere Nahrung anders bewertet als in der klassischen Ernährungswissenschaft. Während letztere sich mehr für Inhaltsstoffe und Nährwerte interessiert, beurteilt man in der Kinesiologie mit Hilfe des Muskeltests das, was wir essen, unter energetischen Gesichtspunkten. Der Wert der Nahrung liegt vor allem darin, wieviel Lebensenergie (damit sind nicht Kalorien gemeint!) sie uns liefert.

Wieviel Energie liefert die Nahrung?

Nahrung kann also unsere Lebensenergie stärken oder schwächen. Unter diesem energetischen Aspekt sind drei Nahrungsgruppen von Bedeutung:

Der Stoffwechsel-Bereich

Energie-lieferanten

- »Lebensmittel«:
Damit sind alle Stoffe gemeint, die dem Körper Energie liefern, beispielsweise Obst, Gemüse und Salat als Rohkost genossen (oder sehr kurz gegart), Frischkornmüsli, Keimlinge, Rohmilch- und Sauermilchprodukte (Joghurt, Quark, Käse, Butter).

- »Nahrungsmittel«:
Dies sind alle Stoffe, die energieneutral sind. Das heißt, um sie zu verdauen, braucht der Körper keine zusätzliche Energie aufzuwenden. Sie liefern für den Stoffwechsel wichtige Nährstoffe (Eiweiß, Kohlenhydrate), sind aber unter energetischen Gesichtspunkten nicht sehr wirkungsvoll. Dazu gehören zum Beispiel gekochte oder gebackene Vollkornprodukte, gekochtes Gemüse, gekochtes Fleisch oder Fisch.

Energie-neutrale Stoffe

»Energie-räuber«

- »Genußmittel«:
Dazu gehören alle Stoffe, die den Körper bei der Verdauung Energie kosten. Sie belasten den Stoffwechsel. Zu den Genußmitteln zählen alle Arten von raffiniertem Zucker (weißer-, brauner-, Milchzucker, Fruchtzucker, Traubenzucker), Weißmehlprodukte, Kaffee, Schwarztee, Schokolade, Alkohol und anderes. Auch Frischmilch (roh, gekocht, pasteurisiert) ist ein Genußmittel. Milch kann ein Stressor sein, denn sie ist für manche Menschen schwer verdaulich. Bedenken Sie: Kuhmilch ist eigentlich ein Nahrungsmittel für das Kalb, beim Säugling bestenfalls ein Ersatz für die Muttermilch. Sie können selbst testen, ob Ihr Körper Milch toleriert oder ob Milch Ihre Lebensenergie herabsetzt (Seite 74).
Wir brauchen die Genußmittel aber nicht zu verteufeln, denn sie erfüllen eine wichtige Funktion in der Ernährungspalette: Sie bieten uns ein Genußerlebnis!

Mehr Lebens-energie durch gesunde Ernährung

Durch eine energetisch hochwertige und ausgewogene Ernährung können Sie sich nicht nur gesund erhalten, Sie erhöhen auch das Energieniveau Ihres Organismus – Sie haben mehr Energie in Ihrem Alltag.

Wir möchten Ihnen jetzt praktische Empfehlungen geben, wie Sie sich im kinesiologischen Sinne am besten ernähren. Dazu gehört natürlich auch, daß Sie den Muskeltest einsetzen, um die für Sie persönlich am besten geeigneten Nahrungsmittel herauszufinden.

Die Zusammensetzung Ihrer Ernährung

Zu einer ausgewogenen Ernährung gehören aus kinesiologischer Sicht Stoffe aus allen drei Gruppen – Lebensmittel, Nahrungsmittel und Genußmittel. Entscheidend für Ihre Gesundheit ist, daß die drei Gruppen in Ihrer täglichen Ernährung im richtigen Ver-

Das Verhältnis muß stimmen

hältnis zueinander stehen. Sie sollten überwiegend Lebensmittel (mindestens 30 Prozent ihrer täglichen Nahrungsmenge) und ausreichend Nahrungsmittel (etwa 60 Prozent der täglichen Nahrungsmenge) zu sich nehmen. Damit haben Sie schon viel für einen gesunden Stoffwechsel und zur Erhöhung Ihrer Lebensenergie getan.

Auf Genußmittel müssen Sie keineswegs verzichten. Sie sollten allerdings nicht mehr als zehn Prozent Ihrer gesamten täglichen Nahrungsmenge ausmachen. Täuschen Sie sich nicht: Zehn Prozent sind schnell erreicht, wenn Sie richtig rechnen. Denn schon ein herkömmliches Frühstück (Weißmehlbrötchen, Marmelade, Kaffee) schlägt ganz schön zu Buche. Es besteht mit Ausnahme der Butter auf dem Brötchen aus Genußmitteln!

■ Die genannten Prozentzahlen sind lediglich Orientierungswerte. Sie können Ihnen helfen, Ihre Ernährung langsam, aber sicher in eine gesün-

Auf Genußmittel brauchen Sie nicht zu verzichten

dere Richtung zu lenken. Geben Sie dabei fester Nahrung (zum Beispiel Rohkost) vor flüssiger (zum Beispiel Gemüsesäfte) den Vorzug.

Wichtig ist, was Sie trinken

Entscheidend für Ihren Stoffwechsel ist nicht nur, was Sie essen, sondern auch, was Sie trinken. Säfte, Tees, Kaffee, Alkohol oder Milch sind zwar Flüssigkeiten, aber kein Ersatz für das lebenswichtige Wasser. Gerade Wasser ist ein guter Leiter für elektrische Energie, die in den Meridianen, den Energieleitbahnen, unterwegs ist. Ohne Wasser kann auch das körpereigene Lymphsystem, die »Müllabfuhr« unseres Körpers, nicht richtig arbeiten. Darüberhinaus besteht unser Organismus zu ungefähr 70 Prozent aus Wasser, das ihm immer wieder von neuem zugeführt werden muß. Dies gilt vor allem dann, wenn durch Streß der Wasserverbrauch des Körpers erhöht ist. Sie sollten also in Streßzeiten etwas mehr als die normalerweise empfohlene Menge von ein bis zwei Litern täglich zu sich nehmen (am besten Mineralwasser, keinesfalls

Das beste Getränk ist Wasser

destilliertes Wasser!). Wenn Ihnen das schwerfällt, können Sie Ihren Wasserbedarf zusätzlich mit Hilfe von wasserhaltigen Nahrungsmitteln (Obst und Gemüse) decken. Vielleicht beobachten Sie einmal Ihr Befinden, nachdem Sie verschiedene Mengen Wasser getrunken haben. Das könnte Ihnen helfen, die für Sie richtige tägliche Wassermenge zu finden.

Mit Genußmitteln richtig umgehen

Ein im kinesiologischen Sinn gesund ernährter Körper kann geringe Mengen von Genußmitteln tolerieren, ohne sofort aus dem Gleichgewicht zu geraten. Zwar reagiert eine Testperson auf Zucker beim Muskeltest in der Regel schwach, weil die Verwertung von Zucker Lebensenergie kostet. Wenn unsere Ernährung im großen und ganzen aber stimmt, haben wir genügend Energiereserven, um dieses Genußmittel ohne Energieverlust verarbeiten zu können. Unser Stoffwechsel kommt dadurch nicht aus dem Gleichgewicht. Das heißt: Genießen ist erlaubt, aber in Maßen. Gerade beim Thema Genußmit-

Genießen Sie in Maßen

PRAXIS

Mit Genußmitteln richtig umgehen

tel gibt es in der Kinesiologie aus therapeutischer Sicht unterschiedliche Meinungen. Sie unterscheiden sich in der Beurteilung des Stellenwerts, den Genußmittel in der Ernährung haben. Während manche Therapeuten Ihren Patienten raten, ganz auf Zucker und/oder Kaffee zu verzichten, sehen andere dies weniger streng. Falls Sie in diesem Punkt vielleicht verunsichert sind, können Ihnen die folgenden Anregungen dabei helfen, eine neue Einstellung zum Thema Genußmittel zu finden.

Anders genießen!

Überdenken Sie einmal, welchen Stellenwert Genußmittel in Ihrer täglichen Ernährung haben. Genießen Sie das Glas Wein, das Stück Schokolade, die Tasse Kaffee wirklich? Nehmen Sie nur selten davon zu sich oder sind Ihnen die Genußmittel schon zur Gewohnheit geworden? Gehören Sie zu Ihrem Speiseplan wie das tägliche Brot? Dann wäre es vielleicht an der Zeit, dies zu ändern. Denn durch das Übermaß an Genußmitteln setzen Sie ständig Ihre Lebensenergie herab.
Probieren Sie es doch einmal anders: Wenn Sie Ihre nächste

Überprüfen Sie Ihre Gewohnheiten

Tasse Kaffee trinken, »genießen« Sie nur soviel davon, wie Ihnen wirklich schmeckt. Meistens trinkt man nämlich die Tasse nur aus Gewohnheit leer oder man trinkt aus Gewohnheit noch eine zweite. Dasselbe gilt für alle anderen Genußmittel. Wenn Sie konsequent darauf achten, diesen »Genuß-Weg« einzuschlagen, wird Ihr Quantum an Genußmitteln mit Sicherheit kleiner, ohne daß Sie das Gefühl haben, darauf zu verzichten.

Genießen Sie wirklich?

Genuß oder Gier?

Das kennt jeder: An manchen Tagen überkommt uns eine regelrechte Gier nach einem bestimmten Nahrungsmittel,

Ein Tip:

Bevor Sie abends vor dem Fernseher oder beim Zeitunglesen zu Chips, Pralinen oder Alkohol greifen, überlegen Sie einmal, ob Sie nicht in Wirklichkeit ein ganz anderes Bedürfnis haben, für das Essen oder Trinken nur Ersatz wäre. Vielleicht täte Ihnen Bewegung (ein Abendspaziergang) gut, vielleicht ein paar »Streicheleinheiten«, vielleicht möchten Sie Musik hören? Verlassen Sie einmal die gewohnten Bahnen, und Sie finden Ihr Genußerlebnis bestimmt auch, ohne zu essen oder zu trinken.

PRAXIS

Mehr Lebensenergie durch gesunde Ernährung

Genuß oder Sucht?

wir können uns nicht zurückhalten und essen auf einen Satz eine ganze Tafel Schokolade. Solche Ausrutscher können leicht zur Gewohnheit werden. Aus dem Bedürfnis, Schokolade zu genießen, kann eine Art »Sucht« nach Schokolade werden. Die Grenze zwischen Genuß und Sucht ist schmal. Zum Genießen gehört aber immer die freie Entscheidung. Beim Suchtverhalten dagegen haben wir das Gefühl, in manchen Situationen ein bestimmtes Nahrungsmittel zu »brauchen«. Es ist uns dann, als ob wir keine Wahl hätten. Taucht diese Art von Gier auf, können wir davon ausgehen, daß sie eher mit dem momentanen Zustand unseres Körpers (eine äußere Streßsituation oder eine innere Streßsituation wie möglicherweise Unterzuckerung, die durch einen Ernährungsfehler hervorgerufen wurde) als mit der Freude am Genuß zu tun hat. Statt zum Schokoriegel sollten wir dann aber lieber zu Obst (Zucker in naturbelassener Form) greifen, um das Zuckertief zu überstehen.
Letztlich hat jedes Suchtverhalten Streß als Ursache, das sich dann oft verselbständigt. Auch ohne Streß glauben wir etwas Bestimmtes zu brauchen.

Streß verführt zum Naschen

Der Muskeltest im Stoffwechsel-Bereich

Im Stoffwechsel-Bereich verwenden Sie den Muskeltest, um die Toleranz Ihres Körpers bestimmten Nahrungsmitteln gegenüber festzustellen. Sie erkennen, ob ein bestimmtes Nahrungsmittel für Ihren Stoffwechsel ein Stressor ist. Mit dem Muskeltest finden Sie heraus, welche Nahrungsmittel Ihre Lebensenergie schwächen oder stärken. Sie brauchen nicht alles zu testen, was Sie essen. Verwenden Sie den Muskeltest vor allem, wenn Sie unsicher sind, ob Ihnen ein bestimmtes Nahrungsmittel zuträglich ist oder nicht.
Ein Beispiel: Sie trinken ein Glas Kuhmilch und fühlen sich anschließend nicht so recht wohl. Sie sind sich aber nicht sicher, ob Ihr Unwohlsein von der Milch herrührt oder eine andere Ursache hat.
Zur Verwertung von Milch braucht unser Körper ein bestimmtes Enzym. (Enzyme sind chemische Substanzen, die unser Organismus teilweise selbst produzieren kann, teilweise müssen sie ihm zugeführt werden. Ihnen kommt bei der Verwertung der Nahrung eine

Bestimmen Sie Ihren »Ernährungsstreß«

Ein Beispiel

Der Muskeltest im Stoffwechsel-Bereich

PRAXIS 75

wichtige Aufgabe zu: Sie schlüsseln bestimmte Nahrungsbestandteile in kleinere Teile auf und machen diese dadurch für den weiteren Verdauungsprozeß erst verfügbar.) Dieses Enzym wird vom Organismus nur in der Kindheit bis etwa zur Pubertät gebildet. Danach wird es nur dann gebildet, wenn Sie regelmäßig Milch trinken. Wenn Sie also Milch schlecht vertragen, kann Ihr Körper dieses Enzym nicht mehr ausreichend produzieren.

Der Muskeltest schafft Klarheit

Mit Hilfe des Muskeltests können Sie Ihre Unsicherheit in Klarheit wandeln: Ihr Deltamuskel wird, wenn Ihr Organismus mit Milch in Berührung kommt, schwach reagieren – Milch setzt ihn unter Streß. Reagiert der Muskel beim Test allerdings stark, muß Ihr Unwohlsein einen anderen Grund als die Milch haben.

■ Angenommen Sie sind unsicher, welche Nahrung Ihnen guttut, dann können Sie sich mit dem Muskeltest Klarheit

Finden Sie Ihre »Diät«

verschaffen. Sie finden heraus, welche Nahrung Ihren Körper streßt, ihn also zur Verarbeitung Lebensenergie kostet. Ebenso können Sie feststellen, welche Bestandteile Ihres täglichen Speisezettels »energieneutral« sind, Ihren Organismus

zur Verarbeitung also keine Lebensenergie kosten. Sie erkennen mit dem Muskeltest auch Stoffe, die Sie mit einer extra Portion Energie versorgen.

Bitte beachten Sie

Auch »gesunde« Nahrungsmittel, wie die oben zitierte rohe Karotte, sollten getestet werden, wenn Sie darauf immer wieder regelrecht gierig sind. Es könnte sein, daß die Karotte für Ihren Stoffwechsel ein Stressor ist, obwohl sie allgemein zu den gesunden, lebensenergiespendenden Nahrungsmitteln gehört.

Auch »gesunde« Nahrungsmittel können Streß bedeuten

Der Sinn des Muskeltests im Stoffwechsel-Bereich liegt nicht darin, jedes Nahrungsmittel auf seine Wirkung hin zu überprüfen! Vielmehr können Sie mit Hilfe des Muskeltests allmählich ein Gespür für die Nahrungsmittel entwickeln, die Ihre Lebensenergie erhöhen.

So testen Sie Nahrungsmittel

▶ Sie brauchen für den Nahrungsmitteltest eine(n) Partner(in). Für das Testen von Nahrungsmitteln ist der Schaukeltest (Seite 47), den Sie allein

PRAXIS

Mehr Lebensenergie durch gesunde Ernährung

Der Schaukeltest ist nicht geeignet

machen können, nicht geeignet. Es besteht beim Schaukeltest die Gefahr, daß das Testergebnis von Ihrer Wunschvorstellung (»Weißbrot tut mir gut, weil es mir besser schmeckt als Schwarzbrot«) beeinflußt wird.

Nahrungsmittel können Sie zu jeder Tageszeit testen. Es ist sinnvoll, sich dafür etwa eine Viertelstunde Zeit zu nehmen. Sie möchten nun durch den Test herausfinden, ob ein spezielles Nahrungsmittel Ihren Stoffwechsel aus dem Gleichgewicht bringt. Dazu müssen Sie es nicht unbedingt zuerst essen. Wenn Sie die zu testende Nahrung in den Mund nehmen, ist das Testergebnis zwar genauer. Es genügt aber durchaus, wenn Sie den Stoff an Ihrem Bauchnabel auf die bloße Haut halten. Am Bauchnabel reagiert das energetische System des Körpers besonders empfindlich.

1 Ihr Partner testet zuerst Ihren Deltamuskel ohne das Nahrungsmittel.
Stehen Sie aufrecht und halten den linken Arm seitlich ausgestreckt in der Waagerechten. Ihr Partner, der vor Ihnen steht, legt seine linke Hand zur Stabilisierung auf Ihre rechte Schulter, seine rechte Hand locker auf Ihren linken Unterarm, an

die Stelle kurz hinter dem Handgelenk. Auf seinen Druck hin versuchen Sie, Ihren Arm in der angegebenen Position zu halten.

Testet der Arm schwach, lassen Sie Ihren anderen Arm entsprechend testen. (Testen beide Arme wiederholt schwach, sollten Sie einen kinesiologischen Therapeuten zu Rate ziehen, Seite 42. In diesem Fall können Sie den Muskeltest nicht anwenden.)

Sie haben nun also entweder mit dem linken oder rechten Arm ein starkes Testergebnis erzielt.

Test ohne Stressor

2 Jetzt bringen Sie die zu testende Nahrung ins Spiel.
Halten Sie sie mit Ihrer rechten (oder linken) Hand direkt auf Ihren Bauchnabel, während Ihr Partner erneut Ihren ausgestreckten Arm testet. Dabei können zwei verschiedene Reaktionen auftreten:
● Der Muskel testet schwach. Die Nahrung entzieht dem Körper also Energie und ist für Sie unter diesem Aspekt nicht verträglich. Dieses Ergebnis erhalten Sie häufig bei Genußmitteln wie Zucker oder Weißbrot.
● Der Muskel testet stark. Der Körper toleriert die Nahrung. Sie bringt ihn nicht aus dem Gleichgewicht. Das getestete

Test mit Stressor

Der Muskeltest im Stoffwechsel-Bereich

PRAXIS

77

Nahrungsmittel ist kein Stressor für Ihren Stoffwechsel. Dieses Ergebnis könnten Sie bei einem Nahrungs- oder Lebensmittel erhalten.

Liefert das Nahrungsmittel Energie?

Ist die Nahrung ein Lebensmittel?

▶ Falls Ihr Muskel stark testet, können Sie den Test erweitern, um herauszufinden, ob die getestete Nahrung ein »Lebensmittel« im kinesiologischen Sinn ist oder nicht. Als Lebensmittel müßte sie Ihnen Energie liefern. Um dies zu überprüfen, bringen Sie einen Stressor ins Spiel.

Jeder Stressor kostet Sie Lebensenergie. Ist die Nahrung ein Lebensmittel, liefert sie Ihnen aber soviel zusätzliche Lebensenergie, daß Ihr Körper den Stressor gut verkraften kann. Das zeigt sich dann im Muskeltest.

Den Stressor, den wir jetzt einsetzen, kennen Sie bereits. Wir arbeiten wieder mit dem Zentralgefäß-Meridian (Seite 27).

1 Sie haben also auf die Testnahrung auf Ihrem Bauchnabel stark getestet. Halten Sie sie weiterhin auf Ihren Bauchnabel. Ihr Partner fährt jetzt mit seiner Hand von oben nach unten (auf der gedachten Linie zwischen Kinn und Schambein) Ihr Zentralgefäß entlang – entgegen der Verlaufsrichtung der Energie in diesem Meridian. (Würde er mit der Hand die richtige Richtung entlangfahren, wäre dies kein Stressor für Sie!) Dabei muß er Sie aber nicht berühren. Es genügt, in einem Abstand von zwei Zentimetern die Linie am Körper nachzufahren.

Arbeit mit dem Zentralgefäß

2 Gleich darauf testet er Ihren Deltamuskel, während Sie die Nahrung weiterhin an den Bauchnabel halten. Mit dem zusätzlichen Stressor (Zentralgefäß entgegen der Flußrichtung der Energie entlangfahren) kann es zu folgenden Reaktionen kommen:

Mögliche Testergebnisse

● Der Muskel testet stark, obwohl Ihr Körper unter Streß gesetzt wird. Die Nahrung bringt also soviel Energie mit, daß es dem Körper leichtfällt, den zusätzlichen Streßreiz zu tolerieren, der ihn ohne das Nahrungsmittel aus dem Gleichgewicht gebracht hätte. Sie haben also ein im kinesiologischen Sinne echtes Lebensmittel herausgetestet.

● Der Muskel testet mit dem zusätzlichen Streßreiz schwach. Das bedeutet, daß die Nahrung vom Körper toleriert wird, ihm aber keine Energie liefert.

PRAXIS

Mehr Lebensenergie durch gesunde Ernährung

Es handelt es sich also nach kinesiologischer Definition um ein Nahrungsmittel.

Die möglichen Testergebnisse auf einen Blick

Beim Austesten von Nahrung kann es zu folgenden Ergebnissen kommen:

Genußmittel, Nahrungsmittel oder Lebensmittel?

- Schwacher Deltamuskel = Genußmittel
- Starker Deltamuskel = Nahrungsmittel oder Lebensmittel
- Starker Deltamuskel – mit zusätzlichem Stressor: schwach = Nahrungsmittel
- Starker Deltamuskel – mit zusätzlichem Stressor: stark = Lebensmittel

So testen Sie Getränke

Vielleicht haben Sie den Verdacht, einen bestimmten Fruchtsaft oder ein spezielles Getränk nicht zu vertragen. Testen Sie das Getränk also aus. Dabei gehen Sie genauso vor wie beim Austesten von Nahrung, nur daß Sie diesmal einen Schluck des Getränks im Mund halten, während Ihr Partner Sie testet.

1 Ihr Partner führt mit Ihnen zuerst den Muskeltest ohne das Getränk durch, um zu sehen, ob Ihr Deltamuskel (am rechten oder linken Arm) stark ist.

2 Nehmen Sie jetzt einen Schluck des Getränks und behalten ihn für etwa zwei Sekunden im Mund, während Ihr Partner Ihren Deltamuskel testet.

Mögliche Testergebnisse

- Testet der Deltamuskel schwach, wissen Sie, daß das Getränk für Sie ein Stressor ist und Ihre Lebensenergie herabsetzt.
- Testet der Deltamuskel stark, können Sie davon ausgehen, daß Sie das Getränk gut vertragen.

Je nach Testergebnis schlucken Sie dann die Flüssigkeit hinunter (bei starkem Deltamuskel) oder spucken sie aus (bei schwachem Deltamuskel).

Was tun bei Nahrungsmittelunverträglichkeiten?

Sie haben nach mehrmaligem Testen an verschiedenen Tagen festgestellt, daß Sie auf bestimmte Nahrung jedes Mal schwach testen. Wenn das Testergebnis konstant und über einen Testzeitraum von einigen Wochen hinweg immer schwach ist, wird diese Reaktion in der Kinesiologie als

Bei anhaltend schwacher Reaktion

Den Stoffwechsel ins Gleichgewicht bringen

Nahrungsmittelunverträglichkeit bezeichnet. Sie können dann davon ausgehen, daß dieses Nahrungsmittel Ihre Lebensenergie grundsätzlich herabsetzt und für Sie ein Streßfaktor ist. Was tun?

Selbsthilfe ▶ Sie streichen diese Nahrung für einige Wochen von Ihrem Speiseplan und testen sie dann erneut. Es kann sein, daß Sie den Stoff jetzt besser vertragen, weil Sie insgesamt vielleicht weniger unter Streß stehen. Testen Sie allerdings wieder schwach, sollten Sie diese Nahrung endgültig nicht mehr zu sich nehmen. Empfehlenswert ist in diesem Fall, einen Therapeuten aufzusuchen.

Eine Untersuchung durch den Arzt ist ratsam Auch wenn Sie auf viele Nahrungsmittel schwach testen, ist eine Untersuchung vom Arzt oder kinesiologischen Therapeuten ratsam. Mit bestimmten therapeutischen Maßnahmen kann er Ihnen helfen, die Verträglichkeit auf diese Stoffe zu erhöhen.

Alle Testergebnisse sind Momentaufnahmen Ihrer augenblicklichen körperlichen und seelischen Verfassung. Interpretieren Sie die Tatsache, daß Sie auf bestimmte Stoffe manchmal schwach testen, nicht gleich als Nahrungsmittelunverträglichkeit. Es kann durchaus sein, daß Ihr Körper beim nächsten Test einen ursprünglich schwach getesteten Stoff toleriert und umgekehrt. Das hängt immer von Ihrer momentanen Streßbelastung ab. Wenn Sie im Gleichgewicht sind, verkraften Sie Streß (also auch eine bestimmte Nahrung oder ein bestimmtes Getränk) besser, als wenn die Harmonie in der Triade – Struktur, Stoffwechsel, Psyche – bereits gestört ist.

Ihre augenblickliche Verfassung beeinflußt das Testergebnis

Den Stoffwechsel ins Gleichgewicht bringen

Achten Sie generell auf eine im kinesiologischen Sinn wertvolle Ernährung. Damit verringern Sie das Risiko, den Stoffwechsel durch Ihr Essen immer wieder aus der Balance zu bringen. Vorbeugend oder wenn Sie bereits Störungen im Stoffwechsel-Bereich bemerken (Völlegefühl, Sodbrennen, Blähungen, Durchfall oder Verstopfung), können Sie die folgenden Übungen durchführen.

Mehr Lebensenergie durch gesunde Ernährung

Bitte beachten Sie

Haben Sie über längere Zeit hinweg Stoffwechselstörungen, sollten Sie auf jeden Fall einen Therapeuten aufsuchen. Diese Übungen ersetzen nicht den Gang zum Arzt! Betrachten Sie sie auch nicht als Ausgleich für regelmäßig begangene Ernährungssünden oder Bewegungsmangel.

Akupunkturpunkte klopfen

▶ Die Akupunkturpunkte, die Sie in der Übung klopfen, liegen auf Meridianen und haben einen besonderen Bezug zum Stoffwechsel. Durch das Klopfen führen Sie energetische Meridiankorrekturen aus. Sie regen damit den Energiefluß im Meridiansystem an (Seite 26) und helfen Ihrem Körper, den Stoffwechsel wieder ins Gleichgewicht zu bringen. Mit der Übung erleichtern Sie Ihrem Körper den energetischen Umgang mit der Nahrung, die Sie täglich zu sich nehmen. Das Energieniveau wird erhöht und die Nahrung schneller im Körper verwertet. Sie kostet Ihren Körper also zur Verarbeitung weniger Energie, unabhängig davon, was Sie gegessen haben.

Anregung des Energieflusses

1 Klopfen Sie rhythmisch (wenn Sie wollen im Walzertakt) mit den Fingern der linken Hand den auf der linken Körperseite gelegenen Akupunkturpunkt Milz-Pankreas 21 (Seite 27). Gleichzeitig klopfen Sie mit den Fingern der rechten Hand die beiden Akupunkturpunkte Niere 27, die unterhalb des Schlüsselbeins liegen (Seite 27). Klopfen Sie mit beiden Händen ungefähr 50mal hintereinander.

Klopfen Sie rhythmisch

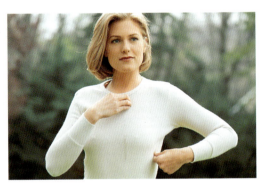

2 Dann wechseln Sie die Hände und klopfen mit den Fingern der rechten Hand den Akupunkturpunkt Milz-Pankreas 21 auf der rechten Körperseite und mit den Fingern der linken Hand wieder die Punkte Niere 27. Klopfen Sie die Punkte ebenfalls etwa 50mal hintereinander.

Bei Stoffwechselstörungen: Klopfen Sie die Akupunkturpunkte auf beiden Körperseiten.

Den Stoffwechsel ins Gleichgewicht bringen

PRAXIS
81

Wenn Sie im Moment unter Verdauungsstörungen leiden, machen Sie die Übung bis zu dreimal täglich. Zur Vorbeugung genügt es, die Übung einmal am Tag, egal zu welcher Tageszeit, durchzuführen.

Selbsthilfe bei Verstopfung

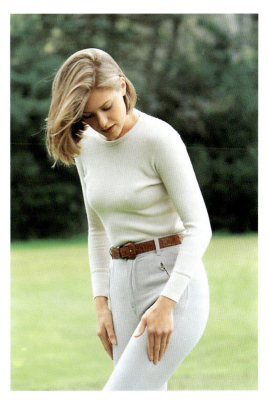

Verstopfung ist ein Streßsignal

▶ Anhaltende Verstopfung ist immer auch ein Streßsignal, denn unter Streß verlangsamen sich die Stoffwechselvorgänge im Körper, in diesem Fall die Ausscheidung der Nahrung. Versuchen Sie also, Ihre Belastung durch Stressoren insgesamt zu vermindern. Auch Ernährungsumstellung (Seite 71) und Bewegung können einen regelmäßigeren Stuhlgang bewirken. Zusätzlich können Sie bei Verstopfung folgende Übung machen. Sie massieren dabei Reflexzonen, also bestimmte Hautzonen, die energetisch mit dem Dickdarm in Verbindung stehen, und setzen dadurch seine Tätigkeit in Gang.

Stehen Sie aufrecht oder setzen Sie sich auf einen Stuhl. Rubbeln Sie gleichzeitig mit beiden Händen an den Außenseiten Ihrer beiden Oberschenkel entlang, und zwar vom Knie an aufwärts Richtung Hüftgelenk und wieder abwärts (ungefähr 20mal). Sie können dazu die gestreckten Finger oder die Fäuste benützen.
Rubbeln Sie vor allem die Stellen, die Sie als druckempfindlich ertasten, so lange, bis die Empfindlichkeit nachläßt (die Empfindlichkeit kann auch über längere Zeit hinweg bestehen, ist aber kein Grund zur Besorgnis).
Sie können die Übung zwei- bis dreimal täglich ausführen, am besten in der ersten Tageshälfte.

Die Außenseiten der Oberschenkel sind energetisch mit dem Dickdarm verbunden. Rubbeln Sie vor allem druckempfindliche Stellen.

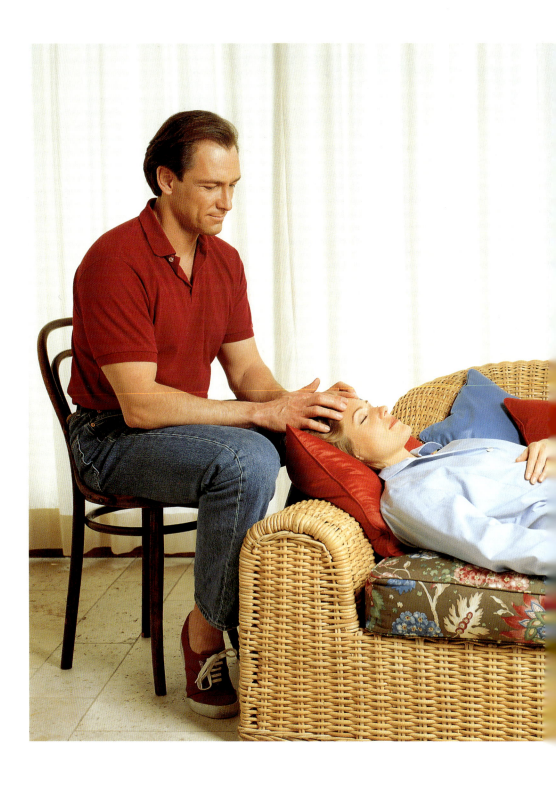

Positiv denken und fühlen

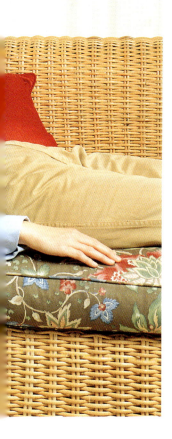

Der Streßforscher Hans Selye erkannte, daß unsere Gedanken und Gefühle zu den stärksten Streßfaktoren gehören, denen wir ausgesetzt sein können. Ursache für derartige streßbeladene Gedanken oder Gefühle können Erinnerungen, Ängste vor der Zukunft oder gegenwärtige Situationen sein.
Der richtige Umgang mit diesem inneren Streß ist eines der Hauptanliegen der Kinesiologie.

Der psychische Bereich

Mit den emotionalen Faktoren der Gesundheit, in der Kinesiologie auch als Psyche bezeichnet, sind wir beim dritten Bereich der Gesundheits-Triade angelangt. Wir zeigen Ihnen in diesem Kapitel, wie Sie mit emotionalem Streß umgehen können, um Ihre Psyche – und damit die Triade als Ganzes – im Gleichgewicht zu halten.

Der Einfluß von Gedanken und Gefühlen

Unsere Vergangenheit bestimmt unser Fühlen und Handeln

Unser Denken, unsere Überzeugungen und Gefühle haben erheblichen Einfluß auf unser körperlich und seelisches Wohlbefinden. Sie sind die emotionalen Faktoren der Gesundheit und stammen aus der unmittelbaren bis weit zurückliegenden Vergangenheit (Kindheit). Was wir gestern erlebt haben, wirkt sich auf unsere Gegenwart aus und damit wiederum auf unser zukünftiges Denken, Fühlen und Handeln. Manchmal ist auch schon die bloße Erinnerung an ein Erlebnis (eine Prüfung, ein Zahnarztbesuch) ein emotionaler Stressor, der uns unnötig Lebensenergie kostet.

Wie wir wissen, sieht die Kinesiologie den Menschen als Einheit von Körper und Seele. Möchten wir also gesund bleiben, müssen wir nicht nur für unseren Körper, sondern auch für unseren Geist Sorge tragen. Wir sollten darauf achten, was sich in unserem Kopf, in unseren Gefühlen und Gedanken abspielt. Wenn wir mit uns im reinen sind, fühlen wir uns wohl. Wenn uns Ängste oder negative Gefühle wie Haß, Neid oder Mißgunst plagen, fühlen wir uns schlecht.

■ Derartige Empfindungen bedeuten für unseren Organismus erhebliche Stressoren, die uns aus dem Gleichgewicht bringen und die Harmonie in der Gesundheits-Triade stören. Sie können uns auf lange Sicht hin krank machen. Es ist deshalb wichtig, daß wir emotionalen Streß erkennen und ihn rechtzeitig und immer wieder abbauen.

Sie werden in diesem Kapitel bestimmte kinesiologische Übungen kennenlernen, mit deren Hilfe Sie emotionalen Streß abbauen können. Den Muskeltest setzen Sie ein, um festzustellen, welche Gedanken oder Gefühle Ihnen emotionalen Streß bereiten. Zudem werden Sie durch den Muskeltest prüfen können, ob die Anwendung der Übungen Ihnen geholfen hat und Sie tatsächlich alten Streß abgebaut haben.

Alte Denkmuster als Stressoren

Unangenehme Erlebnisse aus der Vergangenheit beeinflussen unser jetziges Denken, Fühlen und Handeln. Erinnern Sie sich an Ihren letzten Zahnarztbesuch, und haben Sie dadurch nicht gleich dieses flaue Gefühl im Magen? Dabei ist es doch in diesem Augenblick ganz überflüssig. Trotzdem macht uns allein der Gedanke an eine bevorstehende Behandlung in der Regel emotionalen Streß mit allen bereits beschriebenen negativen geistigen und körperlichen Folgeerscheinungen (Seite 11).

Emotionaler Streß durch unangenehme Erlebnisse

● Weil es uns vor der Zahnbehandlung graut, schieben wir den längst fälligen Termin immer wieder hinaus. Haben wir uns dann endlich durchgerungen, schleppen wir den alten, überflüssigen Gefühlsballast (nicht abgebauter Streß) mit in die Arztpraxis. Dies führt dazu, daß wir die tatsächliche Belastung, den augenblicklichen Streß beim Zahnarzt, wesentlich schlechter verkraften.

● Wenn Sie einmal die Erfahrung gemacht haben, daß eine Prüfung eine unangenehme Situation ist, werden Sie die mit dieser Erfahrung verbundenen Gefühle und Gedanken in der Regel auf alle ähnlichen Lebenslagen übertragen: Alle prüfungsähnlichen Situationen werden für Sie streßbeladen sein! Und wenn Sie wieder einmal in einer echten Prüfungssituation sind, kommt zu dem aktuellen Streß jener hinzu, den Sie sich selbst durch Ihre Angst vor dieser unangenehmen Situation machen. Die Wahrscheinlichkeit, daß Sie in der Prüfung Ihre geistigen Möglichkeiten nicht voll ausschöpfen können (geistige Blockade, Seite 18), ist entsprechend größer.

Gefühle übertragen sich auf vergleichbare Situationen

Der psychische Bereich

Eingeprägte Verhaltensweisen

• Vielleicht kommt Ihnen auch dies bekannt vor: Manche Menschen kommen einfach immer zu spät, sind immer pleite, sie sind immer zur falschen Zeit am falschen Ort – ihr Leben ist ein einziges Drama. Wir wundern uns darüber, warum gerade dieser oder jener Mensch immer so ein Pech hat oder immer unpünktlich ist. Die Erklärung ist einfach: In einer bestimmten Streßsituation, vielleicht in der Kindheit oder in Jugendjahren, könnte ein entsprechendes Handlungsmuster entstanden sein und sich in der Psyche eingeprägt haben. In vergleichbaren gegenwärtigen Streßsituationen, in denen wir bekanntlich auf »altbewährte« Handlungsweisen zurückgreifen, kehrt dieselbe Verhaltensweise automatisch immer wieder (Seite 19).

Abbau von altem Streß

■ Um die Kraft zu positiver Veränderung zu gewinnen, müssen wir zuerst den Streß abbauen, der in einer vergangenen Situation entstanden ist und der sich uns eingeprägt hat. Dann kann er nicht automatisch in ähnlichen gegenwärtigen Situationen immer wieder neu ausgelöst werden. Wir gewinnen mehr Freiheit, in derselben Situation anders zu reagieren.

Emotionalen Streß erkennen

Körperlicher Ausdruck psychischer Störungen

Vielleicht haben Sie ja »nur« Kreuzweh oder öfter mal Kopfschmerzen? Was soll meine Gefühlswelt damit zu tun haben? – werden Sie vielleicht fragen. Seelischer Ballast, unverarbeitete Streßsituationen oder Ängste machen sich häufig auf der körperlichen Ebene bemerkbar, weil wir sie nicht bewußt gelöst haben. Die Einheit von Struktur, Stoffwechsel und Psyche und deren gegenseitige Beeinflussung bewirken, daß emotionale Störungen oftmals körperlich wahrgenommen werden. So kann sich der Einfluß der Psyche auf die Harmonie in der Triade zum Beispiel in einer Tendenz zu Magengeschwüren zeigen (man ist »sauer«, das heißt, der Magen ist häufig übersäuert). »Schiß« (Durchfall) kann jemand bekommen, der ein Angst-Problem auf der psychischen Ebene nicht gelöst hat. In diesen Beispielen würde sich die Störung innerhalb der Triade also im Stoffwechsel-Bereich zeigen. Die bereits erwähnten Verspannungen im Rücken-, Nacken- und Kopfbereich können »Äuße-

Emotionalen Streß erkennen

rungen« der Psyche im strukturellen Bereich sein. Die körperlichen Spannungen entsprächen den geistig-seelischen.

Die Körperhaltung verrät die innere Verfassung

Auch die Körperhaltung kann sich verändern: Wenn die Last der Probleme, an denen Sie tragen, zu groß wird, gehen Sie nicht mehr aufrecht, sondern gebeugt. Äußert sich die Störung zum Beispiel darin, daß bei einem Menschen die Bewegungen der Hände unsicher oder, bei chronischer Störung, durch Krankheit eingeschränkt sind, hat der Betroffene möglicherweise Probleme mit dem »Handeln«, dem »Loslassen« von Menschen oder Lebensbereichen. Natürlich sind auch Stimmungsschwankungen, Ängste, Niedergeschlagenheit und Traurigkeit emotionale Störungen.

■ Erinnern wir uns: Eine Störung (Beschwerden) in einem Bereich der Gesundheits-Triade zeigt sich immer auch in den beiden anderen Bereichen. Vielleicht nehmen Sie Ihre emotionale Belastung (Stressor) gar nicht in dem Maße wahr, wie sie im Stoffwechsel-Bereich oder innerhalb der Struktur Störungen Ihres Wohlbefindens hervorruft.

Auf die Sprache achten

Ihre Ausdrucksweise kann Sie auf emotionalen Streß hinweisen. Achten Sie einmal auf die Formulierungen, die Ihnen spontan einfallen, wenn Sie an ein bestimmtes Problem denken. Vielleicht ergibt sich daraus ein Zusammenhang mit der Art von körperlichen Beschwerden, unter denen Sie momentan leiden. Redewendungen wie »ich bin sauer«, »etwas liegt mir im Magen«, »etwas stößt mir auf«, »ich kann´s nicht fassen«, »die Angst sitzt mir im Nacken« und viele mehr helfen, zusammen mit den körperlichen Symptomen das Problem einzugrenzen. Jemand kann »krank vor Wut« sein, er wird »blaß vor Neid«: In unserer Sprache wird die gegenseitige Abhängigkeit von Körper und Seele deutlich.

Abhängigkeit von Körper und Seele

Die Psyche ins Gleichgewicht bringen

Problemen nicht aus dem Weg gehen

Um gesund zu bleiben, ist es wichtig, mit den psychischen oder emotionalen Stressoren, denen wir ausgesetzt sind, richtig umzugehen. Es ist nicht damit getan, die Probleme unter den Tisch zu kehren. Dann tauchen Sie, wie wir gesehen haben, an einer anderen Stelle im Körper wieder auf. Probleme sind Herausforderungen, die das Leben an uns stellt. Manchmal können wir sie nicht gleich lösen. Es gibt Belastungen, die uns längere Zeit begleiten. Wenn wir beispielsweise in unserer beruflichen Tätigkeit stark gefordert sind. Wenn ein Baby ein junges Paar »plötzlich« zur Familie macht. Wenn ältere Menschen Abschied vom Berufsleben nehmen – dies sind Lebenssituationen, in die wir erst hineinwachsen müssen. Sie sind starke emotionale Stressoren (Seite 15). Mit für uns neuen und belastenden Situationen gut umzugehen, erfordert also, Geduld mit sich zu haben und nicht sofortige Lösungen zu erwarten, wodurch sich der Streß vergrößern würde.

Emotionalen Streß abbauen

Was können Sie also tun, um große und kleine Krisen in Ihrem Leben leichter zu überstehen und dabei gesund zu bleiben? Wir möchten Ihnen eine mentale Technik vorstellen, mit deren Hilfe Sie sich mit Ihrem Problem geistig so befassen, daß es für Sie an Schrecken verliert. Sie werden körperlich und seelisch weniger belastet. Diese Technik heißt in der Kinesiologie »emotionalen Streß abbauen« (ESA).

Streßbeladene Situationen erkennen

▶ Bevor Sie mit der ESA-Technik arbeiten, sollten Sie sich darüber klar sein, welche Probleme Sie damit angehen möchten. Mit Hilfe einer Checkliste, finden Sie dies leichter heraus.

Welche Probleme möchten Sie lösen?

1 Nehmen Sie sich eine Viertelstunde Zeit und schreiben einige Situationen auf, die Ihnen negativen emotionalen

Emotionalen Streß abbauen

Beispiele, die Ihnen sicher bekannt sind

Streß machen. Das können Situationen aus der Vergangenheit sein, an die Sie nicht denken können, ohne sich gleich wieder aufzuregen oder sich davor zu fürchten. Vielleicht fällt Ihnen tatsächlich der Zahnarztbesuch ein, vielleicht haben Sie Probleme mit dem Autofahren, damit, Sprachen zu lernen, oder es streßt Sie der Gedanke an den Streit, den Sie kürzlich mit Ihrem Mann/Ihrer Frau oder dem Kollegen im Büro hatten. Vielleicht würden Sie sich beruflich gerne weiterbilden, aber Sie fürchten die unausweichliche Prüfung, die Sie nach der Fortbildung ablegen müßten. Eigentlich würden Sie's ja gerne tun, aber Sie haben in der letzten Prüfung schlechte Erfahrungen gemacht und lassen jetzt lieber die Finger von der Sache.

2 Haben Sie einige negative Streßsituationen auf Ihrer Checkliste stehen, überprüfen Sie mit dem Muskeltest (Seite 39) oder mit dem Schaukeltest (Seite 47), ob der Gedanke an diese Situationen für Ihren Körper tatsächlich Streß bedeutet.
● Testet Ihr Muskel schwach oder »schaukelt« Ihr Körper in die Streß-Richtung, während Sie an den Stressor (das Problem)

denken, liegen Sie mit der Auswahl richtig.
● Außerdem lernen Sie durch das Testen, Ihren emotionalen Streß auch auf der körperlichen Ebene wahrzunehmen.
● Zudem haben Sie die Möglichkeit, nach dem Streßabbau mit der ESA-Technik den vorher-nachher-Effekt zu spüren. Wiederholen Sie den Muskel- oder Schaukeltest, nachdem Sie mit der ESA-Technik an Ihrem Problem gearbeitet haben. Wenn Sie dann an den Stressor denken, ist es wahrscheinlich, daß Ihr Arm stark bleibt. Falls nicht, wiederholen Sie die ESA-Übung.

Grundübung: Emotionalen Streß abbauen

Zur Vorbereitung

Sorgen Sie zum Üben für eine Atmosphäre im Raum, in der Sie sich entspannen können und geborgen fühlen. Nehmen Sie sich circa eine halbe Stunde Zeit. Am besten Sie wenden die Technik abends an, wenn Sie alle Anforderungen des Tages erfüllt haben. Sie sollten bei dieser Übung nicht gestört werden. Vielleicht hören Sie im Hintergrund angenehme Musik. Diese Übung hat drei Teile. Sie führen alle drei Teile hintereinander durch.

PRAXIS
Die Psyche ins Gleichgewicht bringen

Die drei Teile der Übung

- Im ersten Teil bauen Sie den Streß ab, den die Erinnerung an die belastende Situation bei Ihnen hervorruft (alten Streß abbauen).
- Im zweiten Teil der Übung bauen Sie den Streß ab, den die Vorstellung, die unangenehme Situation könnte morgen eintreffen, bei Ihnen auslöst. Sie bauen also Zukunftsangst ab (Angst abbauen).
- Im dritten Teil der Übung lernen Sie, von »altem« Streß befreit, einen neuen Umgang mit der alten Situation. Sie sind jetzt nicht mehr geistig blockiert und sehen die Situation in einem anderen Licht (mit der Situation neu umgehen lernen).

Jetzt können Sie mit der eigentlichen Übung beginnen.

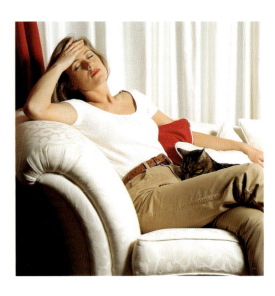

Wählen Sie aus Ihrer Liste ein Problem

1 Suchen Sie sich eine bequeme Position. Sie können sich hinlegen oder bequem hinsetzen. Suchen Sie sich aus Ihrer Checkliste einen Stressor (Situation, Person oder Problem) aus. Schließen Sie die Augen, legen eine Hand mit der Handinnenfläche auf die Stirn, in einer Haltung, die Sie als angenehm empfinden, und lassen Sie in Gedanken die unangenehmen Bilder und Momente, die Sie damit in Verbindung bringen, vor Ihrem inneren Auge vorüberziehen. Achten Sie darauf, was Sie dabei empfinden. Ist es ein Unwohlsein, Kälte oder Zittern? Vielleicht können Sie diesem Gefühl spontan eine Farbe, einen Geruch oder einen Geschmack zuordnen. Wo würden Sie diese Empfindungen im Körper lokalisieren? Kommen sie aus dem Kopf, dem Bauch, den Beinen?

Wählen Sie nun ein Ritual aus, mit dem Sie die (unangenehme) Empfindung aus dem Körper abfließen lassen können. Haben Sie sich für eine Farbe entschieden, können Sie sich zum Beispiel einen Schlauch vorstellen, den Sie an der entsprechenden Stelle am Körper ansetzen und durch den die Farbe abfließt.

Arbeiten Sie mit Ihren inneren Bildern. Dazu müssen Sie körperlich völlig entspannt sein.

PRAXIS

Emotionalen Streß abbauen

91

Ein Ritual hilft, negative Gefühle abzubauen

Oder stellen Sie sich vor (auch bei Geruch oder Geschmack), daß Sie unter der Dusche alles abwaschen können. Oder Sie stellen sich das Problem, das Sie bedrückt, in einem Bilderrahmen vor. Um seine negative Wirkung aufzuheben, tauschen Sie in Gedanken einfach den Rahmen aus.

Oder wählen Sie ein anderes Ritual: Stellen Sie sich zum Beispiel vor, die Bilder, die Ihnen einfallen, wären auf einer Videokassette gespeichert. Diese lassen Sie nun solange vor- und rückwärts laufen, bis die Bilder verschwimmen, weil es Ihnen schwerfällt, sich darauf zu konzentrieren.

Gehen Sie auf diese Art drei- oder viermal von Anfang bis Ende durch die für Sie belastende Situation.

2 Im zweiten Teil der Übung (Angst abbauen) stellen Sie sich vor (eine Hand liegt auf der Stirn), daß die von Ihnen ausgewählte Streßsituation morgen eintritt. Was empfinden Sie? Welche Befürchtungen haben Sie? Schauen Sie diese Schreckensbilder solange vor Ihrem geistigen Auge an, bis sie regelrecht langweilig werden und von selbst verschwinden. Das kann bis zu einigen Minuten dauern.

Was empfinden Sie?

3 Im dritten Teil der Übung (mit der Situation neu umgehen lernen) stellen Sie sich die besagte Situation so vor, wie Sie Ihren Wünschen und Hoffnungen entspricht. Diesem angenehmen Bild ordnen Sie jetzt wieder eine Farbe zu. In der nächsten realen Streßsituation kann Sie ein Anker für Ihre positiven Gefühle sein. Das Denken an diese (positiv besetzte) Farbe kann Ihnen helfen, angenehmere Stimmungen abzurufen.

Das Farbritual können Sie genauso mit einem für Sie angenehmen Geruch (zum Beispiel der Duft von Lavendel) oder Geschmack (zum Beispiel der Geschmack von Vanille) durchführen. Auch während des dritten Übungsteils bleibt Ihre Hand auf der Stirn liegen. Sie können zur Abwechslung, oder falls es für Sie bequemer ist, jetzt vielleicht die andere Hand nehmen.

Die Hand bleibt auf Ihrer Stirn

■ Sie haben jetzt die Übung gemeistert. Dies spüren Sie selbst: Am Anfang der Übung fällt es Ihnen zunächst leicht, sich auf die Streßsituation zu konzentrieren, im weiteren Verlauf wird es Ihnen aber immer schwerer fallen. Sie merken, daß Sie das Ganze gar nicht

Die Psyche ins Gleichgewicht bringen

mehr so aufregend finden wie zu Beginn. Das ist ein Zeichen dafür, daß Sie bereits Streß abgebaut haben.

Ihre Atmung spiegelt Ihre Gefühle
Ein weiterer Hinweis kann Ihre Atmung sein. Achten Sie einmal darauf: Von Streß befreit, atmen wir kräftig durch oder erleichtern uns durch einen tiefen Seufzer.

Wie emotionaler Streßabbau wirkt

Anregung der Gehirndurchblutung

Indem Sie sich im Liegen oder Sitzen die Stirn halten, berühren Sie die »Stirnbeinhöcker«, die in der Kinesiologie auch »Streßreduzierungspunkte« heißen. Diese beiden Punkte sind Reflexpunkte. Sie liegen beim Erwachsenen zwei bis drei Fingerbreit oberhalb der Augenbrauen, ungefähr in der Mitte der senkrechten Linie zwischen Haaransatz und Augenbrauen. Sie können die beiden Punkte ertasten, wenn Sie mit den Fingerspitzen beider Hände im Abstand der Augen vom Haaransatz in einer senkrechten Linie zu den Augenbrauen fahren. Die Stirnbeinhöcker fühlen sich wie kleine Erhebungen an. Dort liegen Reflexpunkte, von denen es am

Sie berühren die »Streßreduzierungspunkte«

Körper noch zahlreiche andere gibt. Sie werden »neurovaskuläre Punkte« genannt. Indem wir diese Punkte berühren, geben wir über das Nervensystem (»neuro-«) den Auftrag, Veränderungen im vaskulären System (Art der Durchblutung) vorzunehmen.

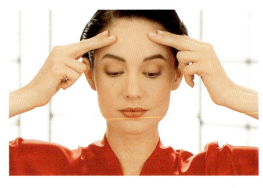

Berührt man die Stirnbeinhöcker längere Zeit wie in der ESA-Übung, wird der Bereich des Gehirns besser durchblutet und damit aktiviert, in dem rationales Denken, bewußtes Überlegen und Entscheiden ohne emotionale Überlagerung möglich ist.
Die natürliche Streßreaktion (der Reflex Flucht- oder Kampf und geistige Blockade) wird durch die Berührung der Stirnbeinhöcker aufgelöst. Das ist die Voraussetzung dafür, daß Sie eine neue Reaktion auf die alte Streßsituation lernen können.

Berühren Sie Ihre Stirnbeinhöcker - zwei wichtige Reflexpunkte zur Anregung bestimmter Gehirnbereiche.

Emotionalen Streß abbauen

*Negatives durch
Positives ersetzen*

Sie gewinnen Distanz und Gelassenheit

Durch den Trick mit der Farbe oder dem Geschmack im ersten Teil der Übung löst sich in Ihrer Erinnerung die zur Streßsituation gespeicherte unangenehme Emotion. Gleichzeitig heften Sie im dritten Teil der Übung mit der anderen Farbe der Streßsituation eine neue, angenehme Emotion an. Sie gewinnen dadurch Distanz zum negativen Ereignis und können in Zukunft damit gelassener umgehen. Ein der ESA-Technik vergleichbares Verhalten wendet unser Körper in Entspannungsphasen ganz von selbst an. Vielleicht kennen Sie das: Wenn Sie Zeit haben, sich wohlfühlen, zum Beispiel im Urlaub, schlafen Sie zunächst unruhig. Sie träumen viel oder haben sogar Alpträume. Dann nützt das Unterbewußtsein die Gelegenheit, gründlich zu »entrümpeln«.

Die ESA-Technik hilft sofort

■ Warten Sie nicht auf den nächsten Urlaub: Die ESA-Technik hilft Ihnen sofort, geistig-seelischen Ballast abzuwerfen. Sie bauen emotionalen Streß aus früherer Zeit ab und wappnen sich gleichzeitig gegen künftige Stressoren. Dadurch gewinnen Sie mehr Selbstver-

trauen und wagen vielleicht, frühere negative Erfahrungen in bestimmten Situationen durch neue, positive zu ersetzen. Die Realität Ihrer schlechten Erfahrung hat sich natürlich nicht verändert, lediglich der negative Beigeschmack, den sie in Ihrer Erinnerung hatten, ist verschwunden.

Erwarten Sie keine Wunder: Auch nach ESA können Sie sich sicher etwas Schöneres vorstellen als einen Besuch beim Zahnarzt! Aber Sie können dem nächsten Termin gelassener entgegensehen!

Prüfen Sie den Erfolg der Übung

Um sicher zu sein, daß Sie Ihr Problem nach der Übung jetzt wirklich streßfrei betrachten, können Sie mit dem Muskel- oder Schaukeltest nachtesten. Falls nötig, wiederholen Sie die Übung.

Die ESA-Technik können Sie beliebig oft bei allen alltäglichen Problemen verwenden, die Sie belasten. Sie werden dadurch ruhiger und gelassener und gewinnen Distanz zum negativen Ereignis. Nützen Sie die Chance, täglich Ballast abzuwerfen, indem Sie die Technik abends vor dem Einschlafen auf Streßsituationen des vergangenen Tages anwenden.

PRAXIS

Die Psyche ins Gleichgewicht bringen

Sie sollten ESA aber immer nur solange anwenden, wie Sie sich dabei wohlfühlen! Wenn Sie durch aufsteigende Bilder übermäßig geängstigt werden, warten Sie, bis diese Visionen wieder verschwunden sind, und üben dann weiter.

Bitte beachten Sie

Versuchen Sie nicht, ESA auf schwere psychische Traumata wie Vergewaltigung oder Autounfall anzuwenden. Zur Bewältigung dieser Belastungen sollten Sie therapeutische Hilfe in Anspruch nehmen. Wählen Sie harmlose, alltägliche Streßsituationen aus, um mit der Technik zu arbeiten.

Emotionaler Streßabbau mit Augenrollen

Eine Variante der beschriebenen Streßabbau-Technik ist das zusätzliche Kreisen mit beiden Augen. Vielleicht haben Sie beim Nachtesten mit dem Muskel- oder Schaukeltest festgestellt, daß beim Denken an eine bestimmte Situation oder Person auch nach Anwendung der ESA-Technik Ihr Streß nicht ganz abgebaut ist. In diesem Fall wiederholen Sie die ESA-Übung und kreisen zusätzlich mit den Augen.

Wenn Sie noch negative Gefühle haben

1 Sie sitzen bequem oder legen sich hin. Eine Hand liegt wieder mit der Handinnenfläche auf Ihrer Stirn oder Sie berühren mit den ausgestreckten Fingerspitzen beider Hände die Stirnbeinhöcker (Seite 92). Die Wirkung ist dieselbe, egal ob Sie die Stirn halten oder lediglich die beiden Stirnbeinhöcker berühren. Suchen Sie sich die Position aus, die Ihnen am angenehmsten ist.

2 Stellen Sie sich jetzt erneut die Streßsituation vor und machen gleichzeitig folgende Augenbewegungen:
Sie kreisen mit Ihren Augen langsam im Uhrzeigersinn, dann wechseln Sie die Richtung und rollen die Augen entgegen dem Uhrzeigersinn. Kreisen Sie in beide Richtungen solange, bis sie zwei- oder dreimal den Bewegungszyklus durchlaufen haben. Falls Sie immer noch Streß beim Gedanken an die Situation haben (mit Muskeltest- oder Schaukeltest feststellen), wiederholen Sie ESA mit Augenrollen.

Durch das Kreisen der Augen werden verschiedene Bereiche des Gehirns stimuliert, die möglicherweise Erinnerungen und Eindrücke der Streßsituation (beispielsweise Hundege-

Denken Sie wieder an die unangenehme Situation

PRAXIS
Emotionalen Streß abbauen
95

Ändern Sie gespeicherte Denkmuster

bell oder Ekelgefühl) enthalten. Wenn wir diese Bereiche durch das Augenrollen zusätzlich aktivieren, fällt es dem Gehirn leichter, die dort gespeicherten Denk- und Verhaltensmuster zu verändern. Dies erlaubt uns, unsere Situation aus einem anderen Blickwinkel zu betrachten. Die Gehirnbereiche, auf die es hier ankommt, sind: bildliches Erinnern und bildliche Vorstellung, das Gehörgedächtnis und die klangliche Vorstellung, die Erinnerung an körperliche Gefühle und die Vorstellung davon.

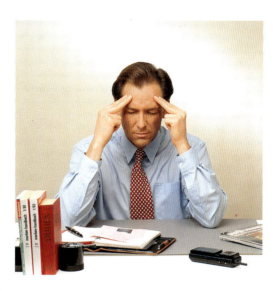

Varianten der Streßabbau-Technik

Die ESA-Technik ist so variabel, daß Sie sie beispielsweise auch im Büro oder zu Hause mit Partner oder Partnerin machen können.

Emotionaler Streßabbau im Büro

Schnelle Entspannung

▶ Sie können die beiden Stirnbeinhöcker ganz unauffällig und so oft Sie das Bedürfnis haben, Ihre Gedanken zu sammeln, an Ihrem Arbeitsplatz berühren.
Diese Übung ist geeignet, um schnell zu entspannen und abzuschalten. Sie brauchen dabei nicht an ein spezielles Problem denken. Falls Sie aber in einer bestimmten Situation nicht mehr weiterkommen und »blockiert« sind, machen Sie die Übung und denken gleichzeitig intensiv an diese Situation. Sie können dann auf das in der Grundübung beschriebene Ritual (Farbe, Geschmack, Geruch) verzichten. Indem Sie lediglich nachdenken, erzielen Sie auch schon den positiven Effekt der ESA-Technik: Sie bauen aktuellen Streß ab und heben Ihre geistige Blockade auf. Dann können Sie neue Entscheidungen treffen. Sie haben den Kopf wieder frei.
Rücken Sie Ihren Stuhl so nahe an den Schreibtisch, daß Sie sich auf dem Tisch mit den Ell-

Ihre Stirnbeinhöcker können Sie unauffällig bei jeder Gelegenheit berühren und so Streß abbauen.

PRAXIS

Die Psyche ins Gleichgewicht bringen

bogen abstützen können. Sie nehmen praktisch Ihren Kopf in beide Hände (Foto, Seite 95). Dabei berühren die ausgestreckten Fingerspitzen der rechten und linken Hand jeweils den Stirnbeinhöcker auf der rechten beziehungsweise linken Seite. Schließen Sie die Augen und fühlen Sie die Entspannung, die gleich mit Beginn der Übung eintritt. Sie berühren die Stirnbeinhöcker solange, wie Sie es für nötig halten und wie es Ihnen angenehm ist.

Üben Sie solange, bis Sie sich wohlfühlen

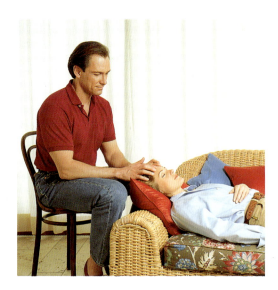

Emotionaler Streßabbau mit Partner

▶ Die Wirkung der ESA-Technik ist gleich, egal ob Sie sie mit oder ohne Partner üben. Vielleicht genießen Sie aber das angenehme Gefühl, wenn Ihnen ein vertrauter Mensch die Hand auf die Stirn legt. Sie fühlen sich dabei geborgen und entspannen vielleicht schneller als allein.
Schaffen Sie in dem Raum, in dem Sie üben, eine angenehme, entspannende Atmosphäre. Sie legen Sich bequem hin und schließen die Augen.
Ihr Partner nimmt sich einen Stuhl, den er hinter Ihrem Kopf oder seitlich davon plaziert. Er sollte sich so einrichten, daß er bequem Ihre Stirnbeinhöcker berühren kann. Im Sitzen legt er nun beide Hände auf Ihre Stirn. Dabei liegen seine Handinnenflächen auf Ihrer Stirn, seine Fingerspitzen zeigen zueinander. Die Fingerspitzen berühren sanft Ihre Stirnbeinhöcker.
Denken Sie jetzt ausführlich über eine Sie belastende Situation nach, wie in der auf Seite 89 beschriebenen Grundübung. Dabei können Sie auf das Ritual, wenn Sie möchten, ruhig verzichten und nur so an das Problem denken, bis Sie sich nicht mehr darauf konzentrieren können. Oder Sie liegen einfach da und genießen die Entspannung, ohne an etwas Bestimmtes zu denken.

Schaffen Sie eine entspannende Atmosphäre

Ihr Partner berührt Ihre Stirnbeinhöcker, während Sie mit inneren Bildern arbeiten.

Genießen Sie die Zuwendung Ihres Partners

Emotionalen Streß abbauen

Ängste abbauen

▶ Mit der ESA-Technik können Sie auch gezielt Ängste abbauen. Vielleicht plagen auch Sie sich, wie viele Menschen heutzutage, mit verschiedenen Befürchtungen und Zukunftsängsten herum. Wir belasten uns oft schon im voraus, bevor das Ereignis, das wir fürchten, überhaupt eingetreten ist. Und ob »es« passieren wird, wissen wir nicht einmal mit Sicherheit. Oftmals können wir uns eine angenehme Zukunft gar nicht mehr vorstellen, weil unsere Ängste dominieren. Mit der ESA-Technik können Sie diese Befürchtungen in den Griff bekommen.

Angst blockiert Ihre Energien

Nach dem oben beschriebenen Prinzip (Grundübung, Seite 89) gehen Sie auch bei dieser Übung vor.

1 Legen Sie im Sitzen oder Liegen eine Hand auf die Stirn oder berühren mit den Fingerspitzen beider Hände Ihre Stirnbeinhöcker. Dann sehen Sie sich vor Ihrem geistigen Auge Ihre Angstvorstellungen an, solange, bis diese Sie nicht mehr aufregen oder Sie geradezu langweilen. Oder Sie wählen eines der anderen in der Grundübung beschriebenen Rituale. Sie geben beispielsweise

Betrachten Sie Ihre Ängste, bis sie Sie langweilen

den quälenden Bildern eine bestimmte Farbe (Geruch oder Geschmack), die sie dann aus dem Körper abfließen lassen. Schließlich wird Ihnen bewußt, daß Ihnen, so wie Sie jetzt eben dasitzen oder -liegen, gar nichts passieren kann.

2 Haben Sie jetzt durch das Ritual Distanz zu Ihren Ängsten gewonnen, stellen Sie sich vor (immer noch mit Berührung der Stirnbeinhöcker), wie Sie sich Ihre Zukunft wünschen. Somit kommen Sie Ihrem Ziel zumindest gedanklich näher. Ordnen Sie diesem Wunschbild eine andere Farbe (Geruch, Geschmack) zu. Damit haben Sie wieder einen Anker für positive Emotionen, den Sie dann verwenden, wenn sich die Angst erneut in Ihnen breit machen sollte.

Wie wünschen Sie sich Ihre Zukunft?

Testen Sie nach der Übung mit dem Muskel- oder Schaukeltest nach, um zu sehen, ob der Angstabbau erfolgreich war. (Dann müßte der Deltamuskel am Testarm stark reagieren, wenn Sie an Ihre Ängste denken. Beim Schaukeltest müßten Sie beim Gedanken an Ihre Ängste in die Richtung schaukeln, die bei Ihnen Entspannung und Wohlbefinden signalisiert.)

PRAXIS

Die Psyche ins Gleichgewicht bringen

Falls die Testergebnisse immer noch Streß signalisieren, wiederholen Sie die Übung so oft wie nötig.

Alpträume auflösen

▶ Wir alle kennen das beklemmende Gefühl, mit dem wir nach einem schlechten Traum erwachen. Manchmal läßt es uns einen ganzen Tag über nicht mehr los. Mit der ESA-Technik können Sie den emotionalen Streß, den der Traum verursacht hat, abbauen, ohne mit Traumanalyse an Ihrem »Problem« zu arbeiten.

Streß durch schlechte Träume

● Auch während dieser Übung, die Sie wieder im Sitzen oder Liegen machen können, liegt eine Hand auf der Stirn oder die Fingerspitzen Ihrer beiden Hände berühren sanft die Stirnbeinhöcker.
Sie versuchen, sich möglichst genau an Ihren Traum zu erinnern und vollziehen ihn gedanklich bis zum Ende nach.
● Dann suchen Sie mit Hilfe Ihrer Phantasie einen positiven Verlauf des Traums und einen für Sie wünschenswerten Ausgang. Sie spielen in Ihrem Traum den Regisseur und gestalten Ihr persönliches Happy-End.

Was geschieht dabei? Träume kommen bekanntlich aus dem Unterbewußtsein. Im Traum erleben wir Streßsituationen quasi verschlüsselt. Mit der ESA-Technik lösen wir die Probleme, die uns im Traum verschlüsselt begegnen, kreativ auf der Ebene des Unterbewußtseins: Unser bewußter Lösungsvorschlag wirkt zurück ins Unterbewußtsein, wir kommunizieren gewissermaßen mit dem Unterbewußtsein in seiner Sprache (Traum).
Wir bauen mit diesem Trick nicht nur Traum-Streß ab. Finden wir mit unserer Phantasie den Schlüssel für das Problem im Traum, kann dadurch auch unser Verhalten im Alltag positiv beeinflußt werden. Denn unser Unterbewußtsein beeinflußt wesentlich unser Verhalten.

Die Streßsituation ist verschlüsselt

Unser Unterbewußtsein beeinflußt unser Handeln

Ein Ziel erreichen durch Gehirn-Integration

Erinnern Sie sich an die Liste, in der Sie im ersten Kapitel des Buches Ihr persönliches Potential, Ihre Wünsche, Neigungen und Fähigkeiten festgehalten haben? Nehmen Sie sie jetzt zur Hand. Suchen Sie sich ein Ziel aus, das auf Ihrem Blatt steht.

Emotionalen Streß abbauen

Das Ziel austesten

Testen Sie zunächst mit dem Muskel- oder Schaukeltest, ob Ihnen der Gedanke an dieses Vorhaben emotionalen Streß bereitet.

Sprechen Sie beim Testen laut aus, was Sie sich vorgenommen haben. Sie sagen also zum Beispiel: »Ich mache einen Englisch-Sprachkurs.« Formulieren Sie nicht im Konjunktiv, sagen Sie also nicht: »Ich möchte«, »ich will« oder »ich würde gern« dies oder jenes tun. Die Aussage über Ihr Vorhaben muß immer so lauten, als ob Sie sich bereits dafür entschieden hätten. Formulieren Sie Ihr Ziel auch niemals negativ. Sagen Sie also nicht: »Ich möchte nicht mehr mit dem Auto zur Arbeit fahren«, sondern genau das, was Sie tun wollen: »Ich fahre mit dem Fahrrad zur Arbeit«. Ihr Unterbewußtes kann zwischen Vergangenheit, Zukunft und Gegenwart nicht unterscheiden – es denkt ausschließlich in der Gegenwart. Wenn Sie also Ihr Ziel negativ und zukünftig formulieren, versteht Ihr Unterbewußtes dennoch nur »Autofahren« – und Sie werden sich aller Wahrscheinlichkeit nach kaum dazu überwinden können, mit dem Fahrrad zur Arbeit zu fahren.

Formulieren Sie Ihr Ziel so, als hätten Sie es schon erreicht

● Wenn Sie Ihr Wunschziel laut aussprechen und Ihr Deltamuskel am Testarm stark bleibt (beziehungsweise der Schaukeltest entsprechend ausfällt), wissen Sie, daß Sie Ihr Ziel in Angriff nehmen können. Sie können dann unbelastet an die Sache herangehen und werden mit einiger Sicherheit erfolgreich sein.

● Wenn der Arm schwach testet (beziehungsweise der Schaukeltest negativ ausfällt), wenden Sie die ESA-Technik (Stirnbeinhöcker berühren) an und denken dabei an Ihr Vorhaben. Dann testen Sie erneut. Normalerweise sollte der Streß jetzt abgebaut sein. Falls das nicht der Fall ist, kann es auch sein, daß Ihnen Ihre beiden Gehirnhälften einen Streich spielen.

Testen Sie Ihre innere Bereitschaft

Testen Sie erneut

Integration der Gehirnhälften

Wie der amerikanische Biokinesiologe Dr. Wayne W. Topping feststellte, kommt es immer wieder vor, daß die rechte und linke Gehirnhälfte aufgrund Ihrer Andersartigkeit entgegengesetzte Programme verfolgen. Sie blockieren dadurch ein auf ein bestimmtes Ziel gerichtetes Handeln. Das kennen wir aus eigener Erfahrung: Wir wissen meistens, was gut für uns wäre

PRAXIS

Die Psyche ins Gleichgewicht bringen

(logische, für analytisches Denken zuständige Gehirnhälfte), finden aber immer wieder Gründe, es nicht zu tun. Sie stammen, so vermutet Topping, aus der Gestalt- oder künstlerischen Gehirnhälfte und sind uns nicht bewußt.

Ein Beispiel: Sie möchten eigentlich fünf Kilo abnehmen, aber immer wenn Sie damit anfangen wollen, werden Sie zum Essen eingeladen. Oder Sie haben sich vorgenommen, ab jetzt weniger Geld auszugeben; gerade da sehen Sie das schicke Kostüm oder den tollen Anzug im Schaufenster. So ein Pech!

Erreichen Sie Ihr Ziel

▶ Mit der folgenden Übung erreichen Sie eine Integration Ihrer beiden Gehirnhälften. Sie erhöhen damit die Chance, Ihr Wunschziel zu erreichen, weil Ihr auf dieses Ziel gerichtetes Handeln nicht mehr blockiert wird.

1 Sie stehen aufrecht. Um die beiden Gehirnhälften zu gemeinsamem »Handeln« zu bewegen, halten Sie beide Arme seitlich in der Waagerechten und richten die Handinnenflächen nach vorne.

Stellen Sie sich Ihre linke Gehirnhälfte in der linken, die rechte in der rechten Hand vor.

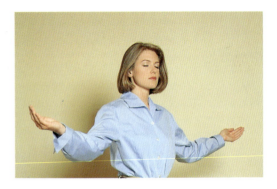

2 Stellen Sie sich dann die linke Gehirnhälfte in der linken und die rechte Gehirnhälfte in der rechten Handinnenfläche vor. Sprechen Sie jetzt Ihr Ziel laut aus (beispielsweise »Ich treibe regelmäßig Sport«), stellen es sich visuell vor oder fühlen es körperlich.

Indem Sie Ihre Hände aufeinanderzuführen, bringen Sie Ihre Gehirnhälften zusammen.

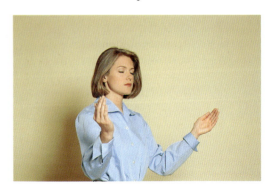

PRAXIS
Emotionalen Streß abbauen
101

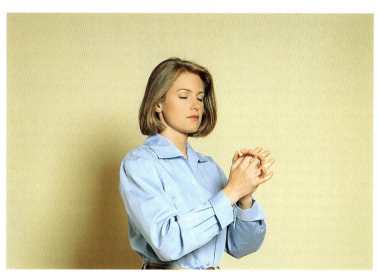

Verschränken Sie die Finger beider Hände ineinander und drücken die Handinnenflächen fest zusammen. Jetzt arbeiten Ihre Gehirnhälften zusammen.

3 Anschließend bringen Sie beide Handinnenflächen (Gehirnhälften) langsam zusammen. Sie falten dazu die Hände, wobei die Finger ineinandergreifen, und Sie die Handinnenflächen fest gegeneinander drücken – dadurch führen Sie auch beide Gehirnhemisphären zusammen.
Testen Sie nach dieser Übung den Deltamuskel am rechten sowie am linken Arm. Normalerweise müßten beide Arme stark reagieren, das heißt, Ihre linke und rechte Gehirnhälfte wollen nun dasselbe, und Ihre Chance, das Ziel zu erreichen, ist enorm gestiegen.
Manchmal muß die Übung wiederholt werden, weil die Integration nicht gleich beim ersten Mal geklappt hat.

Bitte beachten Sie

In diesem Fall eignet sich nur der Muskeltest, um den Erfolg der Übung zu überprüfen. Der Schaukeltest kann eine fehlende Integration der rechten und linken Gehirnhälfte nicht aufzeigen.

Ihre Gehirnhälften arbeiten zusammen

PRAXIS
102

Individuelle Eigenbalance

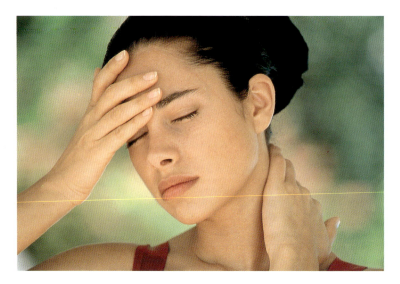

Sie möchten täglich etwas für Ihr körperliches und seelisches Wohlbefinden tun? Mit folgendem kleinen Übungsprogramm sorgen Sie dafür, daß Sie trotz Streßeinwirkung im Gleichgewicht bleiben oder die Balance schnell wiederfinden.

Das Programm besteht aus vier Übungen, die Sie teilweise schon kennen. Die Übungen unterstützen Ihren Körper dabei, die Harmonie innerhalb der Triade der Gesundheit aufrechtzuerhalten. Dadurch werden Sie geistig und körperlich fit und erhöhen Ihr allgemeines Energieniveau. Sie beugen Energieblockaden im Meridian-System vor, die langfristig zu organischen Erkrankungen führen können.

Das tägliche 10-Minuten-Programm

Zur Vorbereitung

Machen Sie das Übungsprogramm mindestens einmal am Tag. Am besten wäre es, die vier Übungen jeweils morgens und abends zu machen. Nach einiger Zeit werden Sie feststellen, daß Ihnen die Übungen fehlen, wenn Sie sie einmal nicht durchführen.

Umfassende Wirkung Wenden Sie das Programm nicht nur zur Gesundheitsvorsorge an, sondern auch, wenn Sie einmal das Zipperlein in Form von Rücken- oder Kopfschmerzen, Verdauungsproblemen, Konzentrationsstörungen oder Stimmungsschwankungen plagt. Es kann auch therapeutische Maßnahmen sinnvoll ergänzen.

Über die Reihenfolge der Übungen

Suchen Sie sich ein ruhiges Plätzchen und nehmen Sie sich ungefähr zehn Minuten Zeit. Ideal wäre es, die vier Übungen morgens vor dem Aufstellen und abends vor dem Einschlafen zu machen.

Die vier Übungen des 10-Minuten-Programms sind:

1. Emotionalen Streß abbauen (neue Handlungsfreiheit gewinnen, Streßbelastung reduzieren)
2. Ohren »anschalten« (geistige und körperliche Fitneß, Entspannung)
3. Überkreuzbewegung mit Summen (Gehirnhälften integrieren: Potential ausschöpfen, Entspannung im strukturellen Bereich)
4. Thymusdrüse klopfen (Energiefluß in den Meridianen verbessern: allgemeine Erhöhung des Energieniveaus)

Die Reihenfolge der Übungen ist eigentlich unwichtig. Es wäre aber sinnvoll, morgens, wenn Sie noch im Bett liegen, zuerst emotionalen Streß abzubauen. Abends, wenn Sie wieder im Bett sind, führen Sie die ESA-Übung dann als letzte aus. Für die Überkreuzbewegung gilt: Morgens machen Sie diese Übung als letzte, denn Sie müssen dazu stehen. Abends wäre es sinnvoll, diese Übung an den Anfang zu stellen. Die beiden anderen Übungen können Sie

Beginnen Sie schon morgens

PRAXIS

104

Das tägliche 10-Minuten-Programm

nach Ihrem Belieben entweder im Liegen oder im Stehen machen. Wir halten uns bei der Beschreibung des Programms an die oben angegebene Reihenfolge und beginnen mit dem emotionalen Streßabbau.

Emotionaler Streßabbau

▶ Für das kurze Übungsprogramm vereinfachen wir den emotionalen Streßabbau.

● Anwendung morgens
Sie liegen im Bett, schließen die Augen und halten wieder mit Ihren Fingerspitzen die Stirnbeinhöcker (Seite 92). Das machen Sie solange, wie es Ihnen angenehm ist. Vielleicht entspannen Sie lediglich, ohne dabei an ein Problem zu denken. Vielleicht nützen Sie am Morgen auch die Gelegenheit, eine Streßsituation, die an diesem Tag auf Sie zukommen wird, auf diese Weise zu entschärfen.

Vielfältige Anwendungsmöglichkeit

● Anwendung tagsüber
Schließen Sie die Augen, legen Sie eine Hand flach auf die Stirn, die andere Hand in den Nacken (Foto, Seite 102). Tun Sie dies einige Minuten, bis Sie sich entspannt fühlen.

● Anwendung abends
Wenn Sie die ESA-Technik abends anwenden, können Sie ein streßbeladenes Erlebnis des Tages damit verarbeiten. Um den Tagesstreß möglichst wirkungsvoll abzubauen, kreisen Sie beim Gedanken an das Problem zusätzlich mit den Augen (Seite 94). Sie denken also an die Streßsituation, berühren weiterhin die Stirnbeinhöcker und kreisen dabei gleichzeitig mit beiden Augen mindestens dreimal im Uhrzeigersinn und dreimal entgegengesetzt.

Augenrollen

Ohren »anschalten«

Bei dieser Übung werden Reflexzonen im Ohr stimuliert, die mit wichtigen Körperfunktionen zusammenhängen. Die Wirkung der Übung ist sehr umfassend: Sie steigert Ihre Aufnahmefähigkeit gegenüber dem, was Sie hören. Gleichzeitig können Sie das Gehörte besser verarbeiten und speichern. Sie erhöht die Konzentrationsfähigkeit (beispielsweise bei der Arbeit am Computer). Die Kiefer-, Zungen- und Gesichtsmuskulatur entspannt sich. Die Atmung und der Energiekreislauf verbessern sich.

Körperliche und geistige Wirkung

PRAXIS
Überkreuzbewegung mit Summen

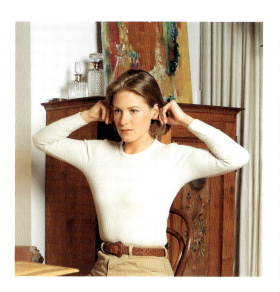

Überkreuzbewegung mit Summen

▶ Mit der Überkreuzbewegung lösen Sie körperliche Verspannungen und erhöhen durch die Integration der beiden Gehirnhälften Ihre geistige Leistungsfähigkeit.
Wählen Sie aus dem Kapitel »Variationen der Überkreuzbewegung« (Seite 60) die Bewegung aus, die Ihnen am besten liegt. Summen Sie auf jeden Fall dazu. Sie könnten also beispielsweise folgende Übung machen:
Sie stehen aufrecht. Dann führen Sie abwechselnd den rechten Ellbogen zum linken

Wählen Sie eine Variation, die Ihnen liegt

Massieren Sie gleichzeitig beide Ohrmuscheln, bis sich ein entspanntes Gefühl einstellt. Massieren Sie beide Ohrmuscheln gleichzeitig. Am besten nehmen Sie dafür die Ohrmuscheln zwischen Daumen und Zeigefinger (Daumen hinter, Zeigefinger vor dem Ohr) und schieben den angewinkelten Zeigefinger auf dem Ohr dabei von innen nach außen. Ziehen Sie die Ohrmuscheln dabei leicht nach außen, als ob Sie sie ausfalten wollten. Bewegen Sie Ihre Hände gleichzeitig aufwärts, dann wieder abwärts, bis die Ohren angenehm warm werden. Ein wohlig entspanntes Gefühl stellt sich ein.

▶ Ihre Ohren können Sie im Liegen, Sitzen oder Stehen »anschalten«.

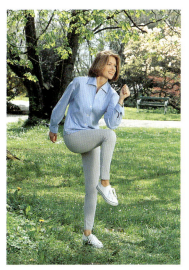

Eine Variation der Überkreuzbewegung, im Freien durchgeführt.

Das tägliche 10-Minuten-Programm

Knie und umgekehrt. Achten Sie darauf, daß sich Knie und Ellbogen gleichzeitig bewegen und aufeinander zukommen. Summen Sie bei dieser und bei allen anderen möglichen Varianten eine Melodie oder singen Sie ein Lied. Kreuzen Sie 20- bis 30mal.

Thymusdrüse klopfen

▶ Die Thymusdrüse liegt in der Mitte der Brust, hinter dem oberen Teil des Brustbeins. Sie ist ein Organ, das alle Säugetiere besitzen. Früher sprach die Medizin dieser Drüse beim Menschen jede Funktion ab. Inzwischen ist es jedoch gesichert, daß sie bei der Immunabwehr im Körper eine wichtige Rolle spielt. In der Kinesiologie gilt die Thymusdrüse als Steuerungszentrale für den Energiefluß in den Meridianen. Durch die Klopftechnik soll bei dieser Übung der Energiefluß in den Meridianen verbessert werden. Sie können liegen, sitzen oder stehen. Schließen Sie die rechte oder linke Hand locker zur Faust und klopfen etwa fünf Zentimeter unterhalb der Stelle, an der Sie das Schlüsselbein ertasten (unterhalb des Halses),

auf Ihr Brustbein. Klopfen Sie die Thymusdrüse so lange und so stark, wie es Ihnen angenehm ist (in der Regel aber nicht öfter als fünf- bis zehnmal). Vielleicht merken Sie nach einigem Klopfen, daß Sie tief Luft holen müssen. Das ist meist ein Zeichen körperlicher Entspannung, also von Streßabbau.

Ihrem Ziel näherkommen

▶ Sie können das 10-Minuten-Programm auch ganz gezielt auf eines Ihrer Vorhaben anwenden.
Nehmen Sie sich dazu wieder die Liste vor, die Ihre Wünsche, Neigungen und Fähigkeiten,

Arbeiten Sie mit Ihrer Ziel-Liste

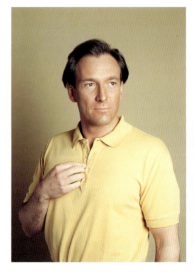

Durch das Klopfen Ihrer Thymusdrüse wird der Energiefluß im ganzen Körper angeregt.

PRAXIS

Thymusdrüse klopfen

107

Ihr persönliches Potential enthält (Seite 22).

Wählen Sie jetzt eines Ihrer Ziele aus (zum Beispiel: »Ich lerne diesen Sommer segeln«) und testen Sie mit dem Muskel- oder Schaukeltest nach, ob diese gedachte oder laut ausgesprochene Aussage für Ihren Körper Streß bedeutet. Wenn der Arm schwach testet oder das Ergebnis des Schaukeltests auf Streß hindeutet, können Sie die vier Übungen des 10-Minuten-Programms ganz gezielt anwenden, um sich Ihr Vorhaben zu erleichtern.

Führen Sie das Programm durch und denken dabei an Ihr Ziel

1 Sie machen Übung eins bis vier dieses Programms und denken dabei immer an Ihr Vorhaben. (Beim emotionalen Streßabbau denken Sie an Ihr Vorhaben und kreisen gleichzeitig mit den Augen dreimal im Uhrzeigersinn und dreimal entgegengesetzt.) Damit schaffen Sie die Voraussetzung, diesem geistig näher zu kommen. Denn nur, was Sie im Kopf haben, können Sie auch ausführen.

2 Wenn Sie alle Übungen gemacht haben, testen Sie wieder, um festzustellen, ob der Gedanke an Ihr Ziel für Sie immer noch ein Stressor ist. Falls ja, wiederholen Sie die vier Übungen (und denken dabei an Ihr Ziel) so oft, bis der Muskel im Muskeltest bei Ihrer Aussage stark testet oder der Schaukeltest entsprechend ausfällt.

Warum Sie Ihr Ziel so leichter und schneller erreichen? Durch den Streßabbau überwinden Sie emotionale Hindernisse, die Sie bewußt oder unbewußt davon abhalten, sich Ihren Wunsch zu erfüllen. Sie verändern Ihren Blickwinkel, sehen die Situation in einem neuen Licht (streßfrei). Mit der Ohrenübung und der Überkreuzbewegung verbessern Sie Ihre geistigen und körperlichen Startbedingungen. Durch das Thymusklopfen stärken Sie den Energiefluß in den Meridianen, was sich positiv auf Ihre Lebensenergie auswirkt. Sie haben mehr Lust, sich an die neue Aufgabe zu machen.

Aus dem Streß in die Balance

Zum Nachschlagen

Bücher, die weiterhelfen

Dahlke, Rüdiger, *Krankheit als Sprache der Seele*. Bertelsmann Verlag, München 1992
Diamond, John, *Der Körper lügt nicht. Die heilende Kraft der Emotionen*. Verlag für Angewandte Kinesiologie, Freiburg 1993
Förder, Gabriele; Neuenfeld, Gabriele, *Kinesiologie. Leben mit ganzer Kraft*. Gräfe und Unzer Verlag 1999
Heinze, Dr. Roderich, Sabine Vohmann-Heinze, *NLP (Neurolinguistisches Programmieren) – Mehr Erfolg, Gesundheit, Lebensfreude*. Gräfe und Unzer Verlag 1996
Koneberg, Ludwig, Gabriele Förder, *Kinesiologie für Kinder*. Gräfe und Unzer Verlag 1996
La Tourelle, Maggie; Courtenay, Anthea, *Was ist Angewandte Kinesiologie*. Verlag für Angewandte Kinesiologie, Freiburg 1992
Matthews, Andrew, *So geht's Dir gut*. Verlag für Angewandte Kinesiologie, Freiburg 1992
Schmidt, Sigrid, *Bach-Blüten für innere Harmonie*. Gräfe und Unzer Verlag 1999.

Stokes, Gordon; Whiteside, Daniel, *One Brain, Work-shop-Buch: Korrektur legasthenischer Lernstörungen und Gehirnintegration*. Verlag für Angewandte Kinesiologie, Freiburg 1992
Thie, John F., *Gesund durch Berühren – Touch for Health*. Sphinx Verlag, Basel 1993
Topping, Wayne, *Stress release*. Verlag für Angewandte Kinesiologie, Freiburg 1991
Vollmar, Klausbernd, *Träume – erinnern und richtig deuten*. Gräfe und Unzer Verlag 1998
Wagner, Dr. Franz, *Akupressur. Heilung auf den Punkt gebracht. Reflexzonen-Massage*. Gräfe und Unzer Verlag, München 1998
Werner, Dr. med. Günther T.; Nelles, Michaele, *Rückenschule. Endlich schmerzfrei und entspannt*. Gräfe und Unzer Verlag, München 1999
Werner, Monika, *Ätherische Öle für Wohlbefinden, Schönheit und Gesundheit*. Gräfe und Unzer Verlag, München 1999

Adressen, die weiterhelfen

Das Lesch Institut

Ausgehend von der Prämisse, der Sinn des Lebens bestehe darin, selber dem Leben Sinn zu geben, wurde das Lesch Institut gegründet. Es hat sich zur Aufgabe gemacht, die eigenverantwortliche Gestaltung des Lebens zu fördern.

Unter einem ganzheitlichen Aspekt werden Methoden und Modelle aus der Philosophie, Medizin, Psychologie, Pädagogik der Lebensraumgestaltung und nicht zuletzt aus der Kunst verwandt. Im Mittelpunkt steht immer der eigenverantwortliche Mensch. Er lernt mit Hilfe von Körperbiofeedbackverfahren, wie zum Beispiel dem Muskeltest aus der Angewandten Kinesiologie, seine Kompetenz zu erweitern. Ziel dieses Lernens ist, den Lebensweg lustvoll und kraftvoll zu gestalten.

Ausbildungen: Der Teilnehmer entwickelt seine Fähigkeiten, anderen zu helfen, ihre Talente und Fähigkeiten zu entfalten. Dafür stehen zwei Ausbildungsrichtungen zur Verfügung:
Ausbildung zum »Lernberater P.P«®,
Ausbildung zum »Praktischer Supervisor und Coach (PSC)«®.

Seminare zum Buch: »Aus dem Streß in die Balance«, Seminare im Streßmanagement für Einzelpersonen, Gruppen, Unternehmen.

Vorträge: Bei Interesse an Vorträgen zum Buchthema wenden Sie sich bitte an uns.

Lesch Institut
Hauptstr. 272
D-79575 Weil am Rhein
Fax 07621/78718
Homepage: www.lesch-institut.de

Sachregister

Akupressur 28, 36, 104
Akupunktur 28
Akupunkturpunkte 9, 80, 104
akute Beschwerden 36
Allgemeine Integrations-Zone
 (AIZ) 19
Alpträume 98
– auflösen 98
Angst 10, 48, 84, 87
– abbauen 91, 97
Anpassungsenergie 22
Atemtechniken 25
Atemübungen 25
Atmung 92
äußere Reize 38
Augenrollen 94

Ballast, seelischer 86
Bauchkrämpfe 54
Bauchnabel 76, 77
Beschwerden, akute 36
Beschwerden, chronische 36
Beschwerden, körperliche 32
Bewegung 81
Bewegungsabläufe,
 unbewußte 60
Bewegungsapparat 10, 17, 21, 51
–, Ungleichgewicht 55
Bewegungsfähigkeit 53
Bewegungsübungen 25
Bioenergetik 8
Blockade, geistige 18, 21, 85

Chi 8
chinesische Energielehre 8, 26, 34
chronische Beschwerden 36

Dauerstreß 12, 33, 52
Deltamuskel 40
–, schwacher 42
–, starker 42
Denken, rationales 92
Denkmuster 85
Dickdarm 81
Durchfall 86
Dystreß 14

Eigenbalance, individuelle 102
Einflüsse, innere 12
Eiweiß 66
elektromagnetisches Feld 47
Emotion, unangenehme 93
Emotion, positive 97
emotionaler Bereich 21

energetische Meridian-
 korrekturen 80
energetisches Gleichgewicht 34
Energie-Hauptpunkte 26
Energie-Sammelbecken 26
Energiebahnen 46
Energieblockaden
 10, 27, 28, 36, 39
– lösen 49
Energiefluß anregen 80
Energiegleichgewicht 26
Energiekreislauf 27
Energielehre, chinesische 8, 26,
 34
Energien, Ungleichgewicht 21
Energieniveau 65, 66
– erhöhen 8, 71
Energieverlaufsrichtung 46, 47
Entspannungsphasen 12, 93
Enzyme 74
Erfahrungen, negative 93
Erinnern, bildliches 95
Ernährung 39
–, falsche 10, 65, 66
–, wertvolle 79
–, Zusammensetzung 71
Ernährungsfehler 69
Ernährungsumstellung 71, 81
Ernährungswissenschaft,
 klassische 67
ESA-Technik 88
Eustreß 14

Farbritual 90, 91
Fette 66
Fließgleichgewicht 29

Gedanken, negative 49
Gedanken, positive 49
Gefühle, beängstigende 10
Gefühle, körperliche 95
Gefühlsballast 85
Gehirn-Integration 98
Gehirndurchblutung,
 Anregung 92
Gehirnhälften 57
Gehörgedächtnis 95
geistige Blockade 18
geistiges Potential 35
Gelenke, schmerzende 51
Genuß 73, 74
-erlebnis 73
-mittel 70, 71, 74
Geschichte der Kinesiologie 8

Gesundheit 11, 29, 35, 66
–, bessere 45
–, geistig-seelische 10
–, körperliche 10
Gesundheits-Triade 43, 67
Getränke 78
Gleichgewicht 33
– des Menschen 11
–, dynamisches 29
–, energetisches 34
–, gestörtes 35
–, körperliches 5,
–, seelisches 5
Goodheart, George 8
großer Brustmuskel 9

Haltung, falsche 51
Handlungsmuster 85
Harmonie 29, 33
Hautzonen 81

Indikatormuskel 40
individuelle Eigenbalance 102
Instrumentarium, kinesiologisches 49

Kaffee 69
Kalorien 66
Kampf-Flucht-Muster 17, 18, 21
Kendall 8
kinesiologische Übungen 29
kinesiologisches Instrumentarium 49
klangliche Vorstellung 94
klassische Ernährungswissenschaft 67
Kohlenhydrate 66
Kommunikationsfähigkeit 34
Konzentrationsschwäche 10
Körperhaltung 53, 87
–, falsche 10
Körpersprache 53
körperliches Potential 35

Lebensenergie 8, 10, 11, 24, 28,
 36
–, geschwächte 39
Lebensfreude 34
Lebensgestaltung,
 positive 21, 83
Lebensmittel 70
Lebenssituation,
 persönliche 23, 37
Lymphsystem 72

Sachregister   111

Magendruck 69
Magengeschwüre 86
Magenprobleme 9
Meridiane 9, 26, 46
Meridiankorrekturen, energe-
tische 80
Meridiansystem 26, 80
Milch 70
Milz-Pankreas-Meridian 27
Mineralstoffe 66
Mißstimmungen 10
Muskel 37,46
–, Energieversorgung 38
-reaktion 8
-schwächung 39
-tätigkeit 39
-test 7, 8, 35, 37, 39, 66
Muskeltest üben 43
Muskeltest, Technik 41
Muskeltestreaktionen 42

Nahrungsgruppen 69
Nahrungsmittel 39, 47, 66,
67, 70
-test 75
-unverträglichkeiten 78
Nährwert 66, 69
Nervensystem 92
neurovaskuläre Punkte 92
Niedergeschlagenheit 87

Ohren »anschalten« 104
One-Brain-Konzept 19
Organische Störungen 10
Organismus 40

Pectoralis clavicularis 9
persönliches Potential 23
Potential, geistiges 58
Praxis, therapeutische 35
Prüfungssituation 85
Psyche 11
–, Gleichgewicht 88
psychischer Bereich 21, 43, 84
Punkte, neurovaskuläre 92

rationales Denken 92
Reaktionsfähigkeit 42
Reaktionsmuster 19, 20
Reflexpunkte 9, 92
Reflexzonen 81
– -Massage 36
Reize, äußere 38
Rückenschmerzen 51, 52, 56

Schaukeltest 38, 47
–, Technik 48

Schlaffheit 69
Schmerzen 54
seelischer Ballast 86
Selbstheilungskräfte 36
Selbsthilfe 35
– steigern 37
Selbstvertrauen 93
Selye, Hans 11
Spannungskopfschmerz 52
Sprache 87
Stammhirn 19
Stimmungsschwankungen 87
Stirnbeinhöcker 92
Stoffwechsel 11, 21, 39, 66
– -Bereich 43
–, gesunder 68
–, Ungleichgewicht 68
–störungen 80
Stokes, Gordon 19
Störungen, energetische 35
Stressor, emotionaler 84
Stressoren 10, 12, 30
– vermindern 49
–, emotionale 47
–, körperliche 33
–, künftige 93
–, persönliche 36
–, psychische 17
–, schwache 14, 15, 38
–, seelische 33
–, starke 14, 15
Streß 5, 10, 11
–, alltäglicher 11
–, alter 90
–, emotionaler 38, 48, 84, 88
–, lebensnotwendiger 11
–, negativer 10, 11
–, unnötiger 22
Streßabbau 49, 104
–, emotionaler, Grundübung 89
–, emotionaler, mit Augenrollen
94
–, emotionaler, im Büro 95
–, -Technik 88, 94
–, -Technik, Varianten 95
Streßbelastung 37, 49
–, individuelle 35
–, momentane 79
Streßbelastungstest 22
Streßreaktion 39
–, natürliche 92
Streßreduzierungspunkte 92
Streßreiz 38
Streßsignal 81
Streßsituation 89, 91
Streßwerte 16
struktureller Bereich 44, 52

Sucht 74
Süßigkeiten 69
Tai Ji 25
Testergebnis, schwaches 42
Testvorschläge 43
therapeutische Praxis 35
Thymusdrüse klopfen 106
Topping, Wayne W. 99
Traum-Streß 98
Traumanalyse 98
Traumata, psychische 94
Träume 98
Traurigkeit 87
Triade der Gesundheit 11, 21, 30,
39, 52
Triade, Stressoren 32
Trickerpunkte 8

Überbelastung 11
Überkreuzbewegung 57
–, einfache 58
– mit Summen 60, 105
–, Variationen 60
Überlebensmuster 20
unbewußte Bewegungsabläufe 20
Unterbewußtsein 98

vaskuläres System 92
Verdauungsstörungen 54, 69
Verhaltensmuster 19, 20
Verspannungen 51, 52, 86
–, Beckenbereich 61
–, Lendenwirbelbereich 61
Verstopfung 69
–, Selbsthilfe 81
Verwertungs-Kreislauf 68
Visualisierungs-Techniken 36
Vitamine 66
Vorderhirn 18
Vorstellung, klangliche 94

Wahrnehmungsvermögen 49
Wasser 72
Weißmehl 69
Wirbelsäule 54
Wohlbefinden 35, 45
Wohlergehen, körperliches 21
Wohlergehen, seelisches 21

Zahnarztbesuch 85
Zentralgefäß 27, 46
– -Meridian 77
Ziele erreichen 98, 107
Zone für bewußtes, assoziatives
Denken (ZBAD) 18, 19
Zucker 70
Zukunftsangst 97

Impressum

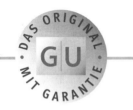

Das Original mit Garantie

IHRE MEINUNG IST UNS WICHTIG.
Deshalb möchten wir Ihre Kritik, gerne aber auch Ihr Lob erfahren, um als führender Ratgeberverlag für Sie noch besser zu werden. Darum: Schreiben Sie uns! Wir freuen uns auf Ihre Post und wünschen Ihnen viel Spaß mit Ihrem GU-Ratgeber.

UNSERE GARANTIE: Sollte ein GU-Ratgeber einmal einen Fehler enthalten, schicken Sie uns bitte das Buch mit einem kleinen Hinweis und der Quittung innerhalb von sechs Monaten nach dem Kauf zurück. Wir tauschen Ihnen den GU-Ratgeber gegen einen anderen zum gleichen oder ähnlichen Thema um.

Ihr Gräfe und Unzer Verlag
Redaktion Gesundheit
Postfach 86 03 25
81630 München
Fax: 089/41981-113
e-mail: leserservice@graefe-und-unzer.de

© 1999 Gräfe und Unzer Verlag GmbH München
Inhaltlich unveränderte Neuausgabe von Kinesiologie – Aus dem Streß in die Balance, Gräfe und Unzer Verlag GmbH 1995, ISBN 3-7742-2105-7
Alle Rechte vorbehalten. Nachdruck, auch auszugsweise, sowie Verbreitung durch Film, Funk, Fernsehen und Internet, durch fotomechanische Wiedergabe, Tonträger und Datenverarbeitungssysteme jeder Art nur mit schriftlicher Genehmigung des Verlages.

Redaktion: Doris Birk
Lektorat: Michael Kurth
Fotos: Isabella Valdivieso; Styling: Jeanette Heerwagen;
weitere Fotos: Seite U1, 92 Helge Mundt/Jahreszeiten Verlag;
Seite 14: Dirk Eisermann/Das Fotoarchiv;
Seite 15, 102: Stock Image/Bavaria Bildagentur
Zeichnungen: Gerlind Bruhn
Herstellung: Ina Hochbach
Umschlaggestaltung: Independent Medien Design
Innenlayout: Heinz Kraxenberger
Satz: Design-Typo-Print GmbH, Ismaning
Lithos: Artilitho, Trento

Printed in Italy

ISBN 3-7742-2078-6

Auflage	5.	4.	3.
Jahr	2004	03	02	01